▶附数字资源增值服务

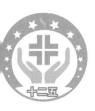

全国高职高专医药院校工学结合"十二五"规划教材

供临床医学、口腔医学、康复治疗技术、全科医学等相关专业使用

丛书顾问　文历阳　沈彬

常用护理技术

Changyong Huli Jishu

主　编　陈晓霞　周更苏
副主编　邢爱红　罗红艳
编　委　（以姓氏笔画为序）
　　　　邢爱红　山东医学高等专科学校
　　　　李沛霖　邵阳医学高等专科学校
　　　　陈玉芳　肇庆医学高等专科学校
　　　　陈晓霞　肇庆医学高等专科学校
　　　　罗红艳　襄阳职业技术学院
　　　　周更苏　邢台医学高等专科学校
　　　　郭凤英　益阳医学高等专科学校附属医院

U0278990

华中科技大学出版社
http://www.hustp.com
中国·武汉

内 容 简 介

本书是全国高职高专医药院校工学结合"十二五"规划教材。

本书共分九章,内容涵盖临床医生常用的护理知识与技能,以实训项目为中心,以任务驱动,通过教、学、做一体化的课程设计,使学生在实践中掌握知识,通过完整的工作过程,完成职业能力的培养。通过学习,可以培养学生规范的操作技能、良好的职业道德及敏锐的观察、分析、处理临床问题的能力,使学生具备初步的护理能力,为临床工作奠定良好的基础。

本书可供临床医学、口腔医学、康复治疗技术、全科医学等相关专业使用。

图书在版编目(CIP)数据

常用护理技术/陈晓霞,周更苏主编.—武汉:华中科技大学出版社,2013.8(2024.7 重印)
ISBN 978-7-5609-9072-9

Ⅰ.①常… Ⅱ.①陈… ②周… Ⅲ.①护理-高等职业教育-教材 Ⅳ.①R472

中国版本图书馆 CIP 数据核字(2013)第 113664 号

常用护理技术 　　　　　　　　　　　　　　　　陈晓霞　周更苏　主 编

策划编辑:陈　鹏
责任编辑:熊　彦
封面设计:陈　静
责任校对:周　娟
责任监印:周治超

出版发行:华中科技大学出版社(中国·武汉)　　　电话:(027)81321913
　　　　　武汉市东湖新技术开发区华工科技园　　　邮编:430223
录　排:华中科技大学惠友文印中心
印　刷:武汉市籍缘印刷厂
开　本:787mm×1092mm　1/16
印　张:12.5
字　数:300 千字
版　次:2024 年 7 月第 1 版第 22 次印刷
定　价:38.00 元

全国高职高专医药院校工学结合
"十二五"规划教材编委会

主任委员　文历阳　沈　彬

委　　员（按姓氏笔画排序）

王玉孝　厦门医学高等专科学校　　　　尤德姝　清远职业技术学院护理学院

艾力·孜瓦　新疆维吾尔医学专科学校　　　田　仁　邢台医学高等专科学校

付　莉　郑州铁路职业技术学院　　　　乔建卫　青海卫生职业技术学院

任海燕　内蒙古医学院护理学院　　　　刘　扬　首都医科大学燕京医学院

刘　伟　长春医学高等专科学校　　　　李　月　深圳职业技术学院

杨建平　重庆三峡医药高等专科学校　　杨美玲　宁夏医科大学高等卫生职业技术学院

肖小芹　邵阳医学高等专科学校　　　　汪娩南　九江学院护理学院

沈曙红　三峡大学护理学院　　　　　　张　忠　沈阳医学院基础医学院

张　敏　九江学院基础医学院　　　　　张少华　肇庆医学高等专科学校

张锦辉　辽东学院医学院　　　　　　　罗　琼　厦门医学高等专科学校

周　英　广州医学院护理学院　　　　　封苏琴　常州卫生高等职业技术学校

胡友权　益阳医学高等专科学校　　　　姚军汉　张掖医学高等专科学校

倪洪波　荆州职业技术学院　　　　　　焦雨梅　辽宁医学院高职学院

秘　　书　厉岩　王瑾

总序

Zongxu

　　世界职业教育发展的经验和我国职业教育发展的历程都表明,职业教育是提高国家核心竞争力的要素之一。近年来,我国高等职业教育发展迅猛,成为我国高等教育的重要组成部分。与此同时,作为高等职业教育重要组成部分的高等卫生职业教育的发展也取得了巨大成就,为国家输送了大批高素质技能型、应用型医疗卫生人才。截至 2008 年,我国高等职业院校已达 1 184 所,年招生规模超过 310 万人,在校生达 900 多万人,其中,设有医学及相关专业的院校近 300 所,年招生量突破 30 万人,在校生突破 150 万人。

　　教育部《关于全面提高高等职业教育教学质量的若干意见》明确指出,高等职业教育必须"以服务为宗旨,以就业为导向,走产学结合的发展道路""把工学结合作为高等职业教育人才培养模式改革的重要切入点,带动专业调整与建设,引导课程设置、教学内容和教学方法改革"。这是新时期我国职业教育发展具有战略意义的指导意见。高等卫生职业教育既具有职业教育的普遍特性,又具有医学教育的特殊性,许多卫生职业院校在大力推进示范性职业院校建设、精品课程建设,发展和完善"校企合作"的办学模式、"工学结合"的人才培养模式,以及"基于工作过程"的课程模式等方面有所创新和突破。高等卫生职业教育发展的形势使得目前使用的教材与新形势下的教学要求不相适应的矛盾日益突出,加强高职高专医学教材建设成为各院校的迫切要求,新一轮教材建设迫在眉睫。

　　为了顺应高等卫生职业教育教学改革的新形势和新要求,在认真、细致调研的基础上,在教育部高职高专医学类及相关医学类专业教学指导委员会专家和部分高职高专示范院校领导的指导下,我们组织了全国 50 所高职高专医药院校的近 500 位老师编写了这套以工作过程为导向的全国高职高专医药院校工学结合"十二五"规划教材。本套教材由 4 个国家级精品课程教学团队及 20 个省级精品课程教学团队引领,有副教授(副主任医师)及以上职称的老师占 65%,教龄在 20 年以上的老师占 60%。教材编写过程中,全体主编和参编人员进行了认真的研讨和细致的分工,在教材编写体例和内容上均有所创新,各主编单位高度重视并有力配合教材编写工作,编辑和主审专家严谨和忘我地工作,确保了本套教材的编写质量。

本套教材充分体现新教学计划的特色,强调以就业为导向、以能力为本位、贴近学生的原则,体现教材的"三基"(基本知识、基本理论、基本实践技能)及"五性"(思想性、科学性、先进性、启发性和适用性)要求,着重突出以下编写特点:

(1) 紧扣新教学计划和教学大纲,科学、规范,具有鲜明的高职高专特色;

(2) 突出体现"工学结合"的人才培养模式和"基于工作过程"的课程模式;

(3) 适合高职高专医药院校教学实际,突出针对性、适用性和实用性;

(4) 以"必需、够用"为原则,简化基础理论,侧重临床实践与应用;

(5) 紧扣精品课程建设目标,体现教学改革方向;

(6) 紧密围绕后续课程、执业资格标准和工作岗位需求;

(7) 整体优化教材内容体系,使基础课程体系和实训课程体系都成系统;

(8) 探索案例式教学方法,倡导主动学习。

这套规划教材得到了各院校的大力支持与高度关注,它将为高等卫生职业教育的课程体系改革作出应有的贡献。我们衷心希望这套教材能在相关课程的教学中发挥积极作用,并得到读者的青睐。我们也相信这套教材在使用过程中,通过教学实践的检验和实际问题的解决,能不断得到改进、完善和提高。

全国高职高专医药院校工学结合"十二五"规划教材
编写委员会

前言

Qianyan

　　常用护理技术是高职高专临床医学专业及临床医学相关专业的必修课程，本教材通过与临床一线及基层医务人员共同研讨，结合国家执业（助理）医师技能考核大纲，以实用、规范为前提确定具体教学内容。同时针对高职高专学生思维活跃、爱动手操作的特点，本教材编写注重激发学生的学习兴趣，以临床典型案例、工作任务引领教学过程。编写体例采用每个实训项目前有具体的"临床情景"，以便学生抓住学习重点；图例丰富，精选反映专业发展和应用的图片；链接恰当，有效拓展学生知识面；附有必要的课后思考，以及时巩固练习，使学生掌握常用护理技术的基础理论与技能，同时也为培养学生临床思维能力，为上岗后持续发展打下坚实的基础。

　　本教材共分九章，内容涵盖临床医生常用的护理知识与技能，以实训项目为中心，以任务驱动，通过教、学、做一体化的课程设计，使学生在实践中掌握知识，通过完整的工作过程，完成职业能力的培养。通过学习，可以培养学生规范的操作技能、良好的职业道德及敏锐的观察、分析、处理临床问题的能力，使学生具备初步的护理能力，为临床工作奠定良好的基础。

　　本教材在编写过程中，承蒙各参编院校领导的大力支持及参编老师的积极努力和通力合作，在此一并致以诚挚的谢意。

　　由于编者水平有限，书中难免有疏漏之处，敬请同行、专家和读者批评指正。

编　者

2013 年 8 月

目录

Mulu

第一章
绪　　论

临床情景

　　患者,李某,女,30岁,因发作性咳嗽、气急、喘息2个月,加重3天,住院治疗。患者神志清醒,查体:体温37.2 ℃,脉搏100次/分,呼吸28次/分,血压120/80 mmHg,双肺可闻及散在哮鸣音。患者既往患过敏性鼻炎5年,近2个月常夜间憋醒,接触冷空气或烟味后喘息可加重,症状可自行缓解。医生初步诊断为支气管哮喘。患者入院后一直处于焦虑状态。

　　问题:

　　1. 患者为什么会发生焦虑?

　　2. 环境中引起患者哮喘发生的因素有哪些?

第一节　护理学的形成与发展

护理学的形成和发展与人类文明、科学的进步息息相关。

一、护理学的形成

(一)早期护理

护理起源于人们的生活实践,可追溯到原始社会,自从有了人类就有护理的存在。

1. 自我护理　原始社会时期,人类为了生存,在同自然界斗争中积累了丰富的生活和生产经验,形成了早期的"自我照顾"式的护理活动。例如:用溪水冲洗伤口,防止伤口恶化;将烧热的石块置于患处可减轻疼痛;火的使用使人们结束了人类"茹毛饮血"的生活,减少了胃肠道疾病的发生。

2. 家庭护理　为了抵御恶劣的生存环境,人类逐渐按血缘关系聚居,形成了以家族为中心的母系氏族公社。妇女在料理家务的同时,还担负起照顾家中伤病者的责任,形成了早期的"家庭式照顾"。如伤口包扎、止血、降温、热敷、按摩及饮食调理等。

3. 巫、医时期的护理 原始社会人们对天灾、人祸缺乏科学的认识,认为是神灵主宰或魔鬼作祟,于是产生了迷信和宗教,巫师也应运而生,他们用念咒、画符、许愿等办法为患者治病。与此同时,也有人应用针灸、砭石、草药等方法治病。此时,迷信、宗教与医药混合在一起,医巫不分。随着社会的不断进步,一些人摒弃了巫术,只给患者用草药和一些简单的治疗手段,加上生活照顾和饮食调理,形成了集医、护、药于一身的原始医生,医巫分开。

4. 宗教时期的护理 公元初年基督教兴起,开始了教会一千多年对医护的影响。神职人员在传播宗教信仰、广建修道院的同时,还兴建了许多医院、孤儿院、救济院、养老院等慈善机构。一些献身宗教的妇女,在从事教会工作的同时,还参加对老弱病残的护理,使护理工作从家庭走向社会。这些妇女未受过专门的训练,但她们工作认真、服务热忱、有奉献精神,受到社会的赞誉和欢迎,形成了早期护理的雏形,对以后护理事业的发展有良好的影响。

(二)中世纪的护理

中世纪的护理工作主要受宗教和战争两方面的影响。

1. 宗教 中世纪的欧洲,由于社会、经济、宗教的发展,各国建立了数以百计的大小医院,作为特定的慈善机构为穷人、孤儿、寡妇、老年人和患者提供照护。护理工作主要由修女承担,她们以丰富的护理经验和良好的道德品质推动了护理事业的发展。在这一时期,护理逐渐由"家庭式"转向了"社会化和组织化服务",形成了一些为患者提供初步护理的宗教、军队和民俗性的团体。

2. 战争 12—13 世纪,欧洲基督教徒和穆斯林教徒为了争夺圣城耶路撒冷,进行了长达 200 年的宗教战争。由于连年战乱,伤员增多、传染病流行,加上当时医院设备简陋、床位不足、管理混乱、护理人员不足且缺乏护理知识,所以患者死亡率很高。

(三)文艺复兴时期的护理

文艺复兴时期(1400—1600 年),西方国家又称之为科学新发现时代。在此期间,建立了许多图书馆、大学、医学院校。科学的进步,带动了医学的迅猛发展。但 1517 年发生的宗教革命,使社会结构和妇女地位发生了变化,从事护理工作的不再是具有仁爱精神的神职人员,而是那些为了谋生的妇女,她们既没有经验又缺乏宗教热忱,使护理质量大大下降,护理的发展进入了长达 200 年的黑暗时期。

(四)近代护理学的诞生

19 世纪初,随着社会、科学和医学的发展,社会对护理的需求日益迫切,护士职责被社会认同。为满足社会对护理的需求,欧洲开始出现一些护士训练班。1836 年,德国牧师西奥多·弗里德尔(Theodor Fliedner)在凯撒斯韦斯创办了护士培训班,这是最早的具有系统化组织的护士学校。近代护理学的创始人弗罗伦斯·南丁格尔(1820—1910 年)曾在此接受训练。

19 世纪中叶,南丁格尔首创了科学的护理学专业,护理学理论才逐步形成和发展。许多人称这个时期为"南丁格尔时代"。1860 年她在英国圣托马斯医院创办了世界上第一所正式的护士学校——南丁格尔护士训练学校,建立了崭新的教育体制,成为近代科学护理教育的开端。她的一生中,大量著书立说,其中最著名的是《护理札记》和《医院札记》,阐述了护理的性质和任务,提出了家庭护理、心理护理和医院管理与改革的思想,并创立了第一个护理理论——环境理论。她从 1860 年至 1890 年共培养 1005 名学生,她们在工作中弘扬南丁格尔精神,推行护理改革,使护理工作有了崭新的面貌。为了纪念这位护理学专业的奠基人,在英国的伦敦和意大利的佛罗伦萨为她铸造了铜像。1912 年,国际护士会确定将南丁格尔的诞辰日(5 月 12 日)作为国际护士节。

二、现代护理学的发展

自南丁格尔创建护理专业以来,护理学科发生了巨大的变化。从护理学的理论研究和临床实践来看,护理学的变化和发展可概括为如下三个阶段。

(一)以疾病为中心的护理阶段

20 世纪前半叶,由于自然科学的发展,人们逐渐摆脱了宗教和神学的束缚,各种科学学说纷纷建立,生物医学模式形成,认为疾病是由于细菌或外伤引起的机体结构改变或功能异常,形成了以疾病为中心的医学指导思想。在这种模式的指导下,一切医疗行为都围绕着疾病进行,护理也只关心局部病症,忽视了人的整体性。

此阶段护理的特点:①护理已成为一个专门的职业,护士从业前须经过专门的培训;②护理从属于医疗,护士是医生的助手;③护理工作的主要内容是执行医嘱和完成各项护理技术操作;④尚未形成独立的护理理论体系,护理教育类同于医学教育,护理研究领域局限。

(二)以患者为中心的护理阶段

20 世纪中叶,自然科学和社会科学都有了新的发展,促使人们重新认识人类健康与生理、心理、社会环境的关系。1948 年,世界卫生组织(World Health Organization,WHO)提出了新的健康观,进一步扩展了护理研究和发展的领域。1955 年,美国护理学者莉迪亚·海尔(Lydia Hall)首次提出"护理程序",为护理实践提供了科学的工作方式。1977 年,美国医学家恩格尔提出了"生物-心理-社会医学模式",形成了人是一个生物、心理、社会的统一整体的现代医学观。在现代医学观的指导下,护理工作发生了根本性的变革,由"以疾病为中心"转向了"以患者为中心"的发展阶段。

此阶段护理的特点:①强调护理是一个专业;②护理从属于医疗,护士与医生是合作伙伴关系;③护理工作的内容不再是单纯、被动地执行医嘱和完成各项护理技术操作,而是应用护理程序科学地对患者实施身、心、社会的整体护理,满足患者的健康需求;④护理学吸收相关学科的理论及自身实践和研究,逐步形成了自己的理论体系,建立了以患者为中心的护理教育模式;⑤护理研究内容仍局限于患者的康复,护理工作场所局限在医院,尚未涉及群体保健和全民健康。

(三)以人的健康为中心的护理阶段

20 世纪 70 年代后,社会经济的发展、科学技术的进步,使疾病谱发生了很大的变化,过去威胁人类健康的传染病得到了有效控制,而与人的行为生活方式密切相关的心脑血管疾病、恶性肿瘤、糖尿病等成为威胁人类健康的主要问题。疾病谱的改变促使人们健康观发生转变。1977 年,WHO 提出"2000 年人人享有卫生保健"的战略目标,推动了护理工作向"以人的健康为中心"的方向迈进。

此阶段护理的特点：①护理学已成为现代科学体系中一门独立的、综合自然科学和社会科学的、为人类健康服务的应用科学；②护士角色多元化，不仅是医生的合作伙伴，还是健康的教育者、管理者、咨询者、照顾者及患者的代言人等；③护理对象由个体扩展到群体，护理工作的范畴从对患者的护理扩展到对人的生命全过程的护理；④护理工作的场所不仅仅限于医院，而是从医院扩展到社区和家庭。

三、我国护理学发展概况

（一）祖国医学与护理

我国传统医学有着悠久的历史，强调"三分治，七分养"，养即为护理。祖国医学发展史、医学典籍及历代名医传记中记载了许多护理理论和护理技术，这些内容对现代护理仍有指导意义。《黄帝内经》是我国现存最早的医学经典著作，记载了疾病与饮食调节、精神因素、自然环境和气候变化的关系，如"肾病勿食盐""怒伤肝，喜伤心……"等；东汉末年名医张仲景总结自己和前人的经验著有《伤寒杂病论》，发明了舌下给药法、人工呼吸和猪胆汁灌肠术；三国时期名医华佗创造了"五禽戏"并宣传体育锻炼的重要性；晋代葛洪的《肘后备急方》中记载了筒吹导尿术；唐代医药家孙思邈所著的《备急千金要方》中提出"凡衣服、巾、栉、枕、镜不宜与人同之"的预防、隔离观点，他还改进了筒吹导尿术，采用细葱管进行导尿。

（二）中国近代护理的发展

我国护理事业的兴起是在鸦片战争前后，随着各国军队、宗教和西方医学进入中国而开始的。1835年，英国传教士巴克尔在广州开设了第一所西医院，两年后该医院即以短训班的方式培训护理人员。1888年，美籍约翰逊（Johnson E）女士在福州一所医院成立了我国第一所护士学校。1900年以后，中国各大城市建立了许多教会医院并设立了附属护士学校，逐渐形成了我国的护理专业队伍。1909年，中华护士会在江西牯岭正式成立（1937年改名为中华护士学会，1964年改名为中华护理学会）。1920年，中华护士会创刊《护士季报》，成为我国第一份护理专业报刊。1922年，中华护士会加入国际护士协会，成为第十一个会员国。1920年，北京协和医学院开办了高等护理教育，学制4～5年，五年制毕业生授予理学士学位。1934年，教育部成立了医学教育委员会，将护理教育改为高级护士职业教育，招收高中毕业生，护理教育被纳入国家正式教育体系。1941年和1942年护士节，毛泽东先后题词"护士工作有很大的政治重要性""尊重护士，爱护护士"。

（三）中国现代护理的发展

1. 护理教育体制逐步完善

（1）中等护理教育：1950年第一届全国卫生工作会议（北京）将中等专业教育确定为培养护士的唯一途径，制订了全国统一的护理专业教学计划和教材，高等护理教育停止招生。

（2）高等护理教育：1961年，北京第二医学院再次开办高等护理教育。"文革"期间，护士学校被迫停办。1979年，卫生部先后下达《关于加强护理工作的意见》和《关于加强护理教育工作的意见》，旨在加强和发展护理工作和护理教育。卫生部统一制订了中专护理教育的教学计划,编写了教学大纲和教材,接着恢复和发展高等护理教育。1980年,南京医学院率先开办了高级护理专修班。1983年,天津医学院首先开设了五年制本科护理专业。此后其他院校也纷纷开设了四年或五年制本科护理专业。

(3)硕士、博士教育:1992年,北京开始了护理学硕士研究生教育,并逐渐在全国建立了多个硕士学位授权点。2004年,协和医科大学及第二军医大学分别被批准为护理学博士授权点。

(4)继续护理教育:1987年,国家发布了《关于开展大学后继续教育的暂行规定》。之后国家人事部又颁发相应文件规定了继续教育的要求。1996年,卫生部继续教育委员会正式成立。1997年,中华护理学会召开继续护理学教育座谈会,制订了护理教育的规章制度及学分授予办法,从而保证继续护理学教育走向制度化、规范化、标准化。

2. 护理实践内容不断扩展 自1950年以来,我国临床护理工作一直以疾病为中心,护理操作常规多围绕医疗任务而制订,护士是医生的助手,护理工作处于被动状态。1980年以后,随着改革开放,逐渐引入国外新的护理理念和理论,以及"生物—心理—社会医学模式"的转变,使护理人员开始探讨如何以人为中心进行整体护理,为患者提供积极、主动的护理服务。同时,显微外科、重症监护、器官移植、介入治疗等专科护理,中西医结合护理、社区护理、家庭护理等迅速发展,使护理工作的内容和范围不断扩大。

3. 护理管理体制逐步健全

(1)建立健全护理管理系统:国家原卫生部医政司设立护理处,负责统筹全国护理工作,制定相关政策法规。各省、市、自治区、直辖市卫生厅(局)在医政处下设专职护理干部,负责辖区范围内的护理管理。300张以上病床的医院设立护理部,实行护理部主任、科护士长、护士长的三级管理制,300张以下病床的医院由总护士长负责,实行二级管理制。

(2)建立晋升考核制度:1979年国务院批准卫生部颁发《卫生技术人员职称及晋升条例(试行)》,明确规定了护理专业人员的技术职称:主任护师、副主任护师(高级)、主管护师(中级)、护师、护士(初级)。各地根据条例制订了护士晋升考核的具体内容和方法。

(3)建立护士执业考试与注册制度:1993年,卫生部颁发了新中国成立以来第一个关于护士执业和注册的部长令即《中华人民共和国护士管理办法》。1995年6月25日举行了全国首次护士执业考试,考试合格者方可取得执业证书,申请注册。2008年1月,国务院通过并颁布了新的《护士条例》,旨在维护护士的合法权益,规范护理行为,促进护理事业发展,保障医疗安全和人体健康,条例于2008年5月12日正式实施。

4. 护理科研水平不断提高 1990年以后,越来越多接受了高等护理教育的护士进入临床、教育和管理岗位后,推动了护理科学研究的发展。1993年,中华护理学会设立了护理科技进步奖,每两年评选一次。

5. 护理学术交流日益增多 1950年以后,中华护士学会积极组织国内外的学术交流。1977年以来,中华护理学会及分会恢复学术活动,多次召开护理学术交流会,举办不同类型的专题学习班、研讨班,同时成立了学术委员会和各护理专科委员会,以促进学术交流。1985年,全国护理中心的成立进一步取得WHO对我国护理学科发展的支持,架起了中国护理与国际先进护理沟通交流的桥梁。

(四)中国护理的展望

1. 护理服务优质化 为促进医患和谐,提高患者满意度,为患者提供优质护理服务,必须促进各级、各类医院切实加强临床护理工作,改革护理模式,优化分工方式,全面落实护士的职责和义务,深化"以患者为中心"的理念,要让基础护理不漏掉一个细节,专科护理不断提升,全程护理服务的价值得到延伸,要让患者家属放心地将患者交给我们。

2. 护理工作国际化 随着全球经济一体化进程的加快,跨国护理援助和护理合作增多,知识与人才的跨国交流日趋频繁。世界性的护理资源的缺乏,给我国护理人员创造更多迈出国门、进入国际市场就业的机会。

3. 护理工作社会化 伴随我国老龄人口的增多、疾病谱的改变、妇幼保健需求的增加,社区护理已成为解决这些社会矛盾的重要途径。1997 年,《中共中央、国务院关于完善改革与发展的决定》指出:改革城市卫生服务体系,积极发展社区卫生服务。随着社区卫生服务体系的建立健全,将有越来越多的护士深入到社区、家庭对人们进行预防保健工作。

4. 护理队伍建设规范化 随着人们健康需求的日益增加,使得社会对护理人员的水平和教育层次也提出更高的标准。所以,护理人员必须不断学习新的知识和技能来提高自己的能力和水平。到 2010 年,我国各层次护理教育的招生比例达到中专占 50%、大专占 30%、本科及以上占 20% 的结构目标。以后护理人员的基本学历将从以中专为主逐步转向以大专为主,护理学学士、硕士及博士的人数将逐步增多。

5. 护理管理科学化 现代护理管理具有以下特征:管理思想科学化、管理组织高效化、管理人才专业化、管理方法定量化、管理手段自动化。同时要加强护理管理人员的能力建设:领导、决策能力;学习和创新能力;处理人际关系的能力;解决问题的能力;临床实践能力;敏锐的观察能力等。还要加强护理安全管理,贯彻《护士条例》,制定《医院护理管理规范》《临床护理实践指南》等规范性文件,进一步规范医院护理管理和临床护理实践。

6. 护理质量标准化 护理质量标准化要求对护理质量全程实施管理,包括基础质量、环节质量和终末质量管理。它是通过某种质量评价方法形成质量指标体系,如基础护理合格率、急救器材合格率等。这些指标数据作为终末质量管理的依据和评价质量高低的重要凭据。

7. 中国护理特色化 随着中医学的研究在全球范围的兴起,将中医护理的理论和技术融会贯通于现代护理的理论和技术之中,结合脏腑经络、阴阳五行学说为护理对象辨证施护,达到中西医结合,以谋求为人类健康事业做出更大的贡献,这将是 21 世纪我国护理学术界完成的重要任务之一。

第二节　护理学的基本概念

一、护理学的任务与目标

随着社会的发展和人们生活水平的提高,护理学的任务发生了深刻的变化。1978 年WHO 指出:护士作为护理专业的工作者,其唯一的任务就是帮助患者恢复健康,帮助健康人促进健康。护理学的目标是通过护理工作,保护全人类的健康,提高整个社会的健康水平。护士需要帮助人类解决以下四个与健康有关的问题。

1. 促进健康 帮助个体、家庭和社区获取有关维持或增进健康所需要的知识及资源。这类护理实践活动包括:教育人们对自己的健康负责、形成健康的生活方式、指导合理膳食的方法、解释加强锻炼的意义、告知吸烟对人体的危害等。促进健康的目标是帮助护理对象维持最佳的健康水平或健康状态。

2. 预防疾病 人们采取行动积极地控制健康危险因素和不良行为,以预防和对抗疾病的过程。这类护理实践活动包括:提供疾病自我监测技术、开展妇幼保健的健康教育、预防各种传染病、增强免疫力、建立临床和社区的保健设施等。预防疾病的目标是通过预防疾病达到最佳的健康状态。

3. 恢复健康 帮助患者改善其健康状况,提高健康水平。这类护理实践活动包括:进行护理评估,如测量生命体征等;为患者提供直接护理,如生活护理、执行药疗等;教育患者如何进行康复活动等。恢复健康的目标是帮助已经出现健康问题的护理对象解决健康问题,改善其健康状况。

4. 减轻痛苦 帮助处于疾病状态的个体解除身心痛苦、战胜疾病。这类护理实践活动包括:帮助患者尽可能舒适地带病生活,提供必要的支持以帮助人们应对功能减退、丧失,对临终患者提供安慰与关怀照顾,使其能平静、安详、有尊严地走完人生旅途。

二、护理学的基本概念

现代护理学包含有四个基本概念或要素:人、环境、健康、护理。

(一) 人

1. 人是一个整体 所谓整体,是指按一定方式、目的,有秩序排列的各个要素的有机集合体。整体的各要素相互作用、相互影响;整体所产生的行为结果大于各要素单独行为结果的简单相加。

人是生理、心理、社会、精神、文化的统一整体。因此,人既具有生物属性,又具有社会属性。护理的对象是全体人类。护理中的人既指个体的人又指群体的人。

2. 人是一个开放的系统 开放系统是指能不断地与周围环境进行物质、能量和信息交换的系统。人既受环境的影响,又可以影响环境;既可适应环境,又可改造环境。人生命活动的基本目标是维持人体内、外环境协调与平衡。护理的主要功能是帮助个体调整其内环境,去适应其外环境的不断变化,以获得并维持其身心的平衡,即健康状态。

强调人是一个开放的系统,提示护理中不仅要关心机体各系统或各器官功能的协调平衡,还要注意环境中的其他人、家庭、社区,甚至更大的群体对机体的影响,这样才能使人的整体功能更好地发挥和运转。

3. 人有基本需要 人的基本需要是指个体为了维持身心平衡并求得生存、成长与发展,在生理和心理上最低限度的需要,如食物、休息、睡眠、情爱、交往等。当人的基本需要得到满足时,就处于一种相对平衡的健康状态,反之则可能陷入紧张、焦虑、愤怒等负性情绪中,影响个体的生理功能或导致疾病。

人的需要是多种多样的,既有生理方面的需要,又有社会、情感、认知和精神方面的需要。①生理方面的需要:维持人的生理功能,如氧气、水分、食物等。②社会方面的需要:个人与其他人或集体互动,如与人沟通等。③情感方面的需要:情感或感觉,如喜、怒、哀、乐等。④认知方面的需要：认知和思考，如不断学习，想探究事物的真相等。⑤精神方面的需要：精神信仰、依托和支持，如祈祷、佩戴吉祥物、宗教信仰等。

4. 人有权利和责任拥有适当的健康状态　每个人都希望自己有健康的身体和健全的心理，恢复、维持和促进健康是每个人的责任，人对自身良好健康状态有所追求，人有不同程度的自我护理能力。因此，人不是被动地等待治疗和护理，而是主动寻找有关的健康信息，积极参与维护健康的过程。护士应充分调动人的主观能动性，通过健康教育等方式，丰富人的健康知识，增强自理能力。

（二）环境

1. 概念

环境：围绕在人们周围所有因素的总和。环境分为内环境和外环境。

① 内环境：人的生理和心理。

② 外环境：生态环境、人文社会环境、治疗环境。

生态环境（自然环境）是指存在于人类周围自然界中各种因素的总称，它是人类及其他一切生物赖以生存和发展的物质基础。包括物理环境（如空气、阳光、水、土壤等）和生物环境（如动物、植物、微生物等）。

社会环境是人们为了提高物质和文化生活水平而创造的环境。包括经济条件、劳动条件、生活方式、人际关系、社会安全、宗教、文化、健康保健条件等。在这个环境中存在着许多危害健康的因素，如人口的超负荷、文化教育的落后、人际关系的不协调、缺乏科学管理、医疗保健服务体系的不完善等。

治疗性环境是专业人员在以治疗为目的的前提下创造的一个适合患者恢复身心健康的环境。

2. 环境与健康的关系　人的一切活动离不开环境，并与环境相互作用，相互依存。环境是动态和持续变化的，人需要不断调整机体的内环境，包括生理和心理的调节，使之适应外环境的变化。

（1）人与环境相互依存：任何人都无法脱离环境而生存。环境是动态的、变化的，人必须不断调整机体内环境，以适应外环境的变化；同时人又可以通过自身的力量来改造环境，以利生存。协助人们识别环境中的不利或有害因素，尽可能利用环境中的有利因素，并且努力为服务对象创造良好的自然和社会环境是护士的重要职责。

（2）环境影响人的健康：环境深受人类改变的影响，而人类也受其环境所左右。环境压力作为压力来源对人类健康产生着重要影响。良好的环境可以促进人类的健康；不良的环境则给人的健康造成危害。人类所患疾病中，部分疾病与环境的致病因素有关。护理人员应掌握有关环境与健康的知识，为人类创造适于生活、休养的良好环境。

（三）健康

健康与疾病是医学科学中两个最基本的概念，是人类生命活动本质、状态和质量的一种反映，也是护理理论研究领域的一个核心问题。护理的宗旨是为个人、家庭和社区提供卫生保健服务，帮助人们预防疾病，恢复、维持和促进健康，使每个人保持其最佳的健康状态。因此，护理人员只有明确健康和疾病的概念与理论，才能为服务对象提供高质量的护理。

1. 健康的定义 1948 年 WHO 将健康定义如下："健康，不仅是没有疾病和身体缺陷，还要有完整的生理、心理状态和良好的社会适应能力。"此定义把健康与人类充实而富有创造性的生活联系起来，强调了人的心理状态和社会适应能力，强调了人和环境的协调与和谐。1978 年 WHO 在《阿拉木图宣言》中重申健康是身心健康和社会幸福的完美状态。1989 年 WHO 又提出"道德健康"的概念，提出四维健康观。强调"健康不仅是没有疾病，而且包括躯体健康、心理健康、社会适应良好和道德健康"。

四维健康观与以往的健康定义相比，优点有：①改变了健康定义的导向，冲破了一直把健康的着眼点局限在有无疾病的传统健康观的范畴，积极地直接指向健康本身，指出健康不只是没有疾病；②对健康的解释从过去局限在人体生命活动的生物学范围，扩大到生物、心理、社会等方面，使医学真正把人作为整体看待，改变了医学、护理学的着眼点，为医学、护理学的发展开辟了广阔的前景。把健康放入人类社会生存的广阔背景中，健康不仅是医务工作者的目标，而且是国家和社会的责任，从关注个体健康扩大到群体健康。

2. 健康的模式

（1）健康—疾病连续相模式：健康—疾病连续相是指健康与疾病为一种连续的过程，处于一条连线上，其活动范围可以从濒临死亡至最佳的健康状态(图 1-1)。

任何人在任何时候的健康状况都会在这一连续相两端之间的某一点上占据一个位置，而且这个位置时刻都在动态变化之中。连续相上的任何一点都是个体身、心、社会诸方面功能的综合表现，而非单纯的生理上无疾病。护士的职责：帮助服务对象明确其在健康—疾病连续相上所占的位置，并协助其采取措施从而尽可能达到健康的良好状态。

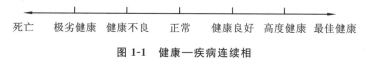

图 1-1 健康—疾病连续相

（2）最佳健康模式：此模式认为健康仅仅是"一种没有病的相对稳定状态。在这种状态下，人和环境协调一致，表现出相对的恒定现象"。而人应设法达到最佳健康水平，即在其所处的环境中，使人各方面的功能得以最佳发挥，并发展其最大的潜能。

最佳健康模式更多地强调促进健康和预防疾病的保健活动，而非单纯的治疗活动。因此，护士应帮助其服务对象进行有利于发挥机体最大功能和发展潜能的活动，从而帮助其实现最佳健康。如对于有生理残障者，护士在制订护理计划时，不仅要考虑如何在生理方面发挥其残余功能，还要帮助其在社会、情感、认知等方面适应这种残疾，将其生理残疾融入新的生活方式中，以提高生活质量。

3. 影响健康的因素

（1）生物因素：包括生物性致病因素，即由病原微生物引起的传染病、寄生虫病和感染性疾病，生物遗传因素导致的人体发育畸形、代谢障碍、内分泌失调和免疫功能异常。此外，影响人类健康的生物学因素还有年龄、性别、生长发育和代谢等。生物因素是影响人类健康的主要因素。

（2）环境因素：①自然环境（物理环境）：空气污染（一氧化碳、二氧化碳），气候（空气的温湿度、气流和气压的变化），水污染，土壤污染，辐射，噪声等。②社会环境：包括经济、文化、教育、风俗习惯、职业、社交、婚姻、家庭及福利等多个方面。社会因素与人的健康有密切的关系。积极的社会环境将促进人的健康,而消极的社会环境可能导致人体患病。③心理因素:主要是通过对情绪和情感发挥作用而影响人的健康。人的心理活动是在生理活动的基础上产生的,反过来,人的情绪和情感又通过其对神经系统的影响而对人体组织器官的生理和生化功能产生影响。情绪对健康的影响分正、反两个方面:积极的情绪可以增进健康、延缓衰老;消极的情绪可以损害健康,导致疾病。

（四）护理

1. 护理的概念 1980 年美国护士学会（American Nurses Association,ANA）将护理定义为"护理是诊断和处理人类对现存的和潜在的健康问题的反应。"此定义表明护理以处于各种健康水平的人为研究对象。护理人员必须收集护理对象的资料并评估其健康状况,应用有关自然、社会和行为的科学知识与护理理论去认识护理对象的各种反应,采取适当的护理措施去解决已经存在的及潜在的健康问题,并评价其成效。

2. 护理的内涵 护理是有目的、有组织、具有不断创造性的活动,尽管护理在近百年来发展迅速,变化颇大,然而它所具有的一些基本内涵,即护理的核心却始终未变,它们包括如下几个方面。

（1）照顾:护理永恒的主题。纵观护理发展史,无论是在什么年代,亦无论是以什么样的方式提供护理,照顾（患者或服务对象）永远是护理的核心。

（2）人道:护士是人道主义忠实的执行者。在护理工作中提倡人道,首先要求护理人员视每一位服务对象为具有人性特征的个体,为具有各种需求的人,从而尊重个体,注重人性。提倡人道,也要求护理人员对待服务对象一视同仁,不分高低贵贱,不论贫富与种族,积极救死扶伤,为人们的健康服务。

（3）帮助性关系:护士用来与服务对象互动以促进健康的手段。我们知道,护士和患者的关系首先是一种帮助与被帮助之间的关系,这就要求护理人员以自己特有的专业知识、技能与技巧提供帮助与服务,满足其特定的需求,与服务对象建立起良好的帮助性关系。但护士在帮助患者的同时也从不同的患者那里深化了自己所学的知识,积累了工作经验,自身也获益匪浅,因此,这种帮助性关系其实也是双向的。

3. 整体护理 整体护理是以人为中心,以现代护理观为指导,以护理程序为基础框架,并且把护理程序系统化地运用到临床护理和护理管理中去的指导思想。整体护理的目标是根据人的生理、心理、社会、文化、精神等多方面的需要,提供适合人的最佳护理。

总之,人、环境、健康和护理四个基本概念之间相互关联、相互作用（图 1-2）。四个基本概念的核心是人,人是护理的服务对象,人的健康是护理实践的核心。人存在于环境之中,并与环境相互作用、相互影响。健康是机体处于内、外环境平衡、多层次需要得到满足的状态。护理作用于人和环境之中,其任务是努力创造良好环境并帮助护理对象适应环境,从而达到最佳健康状态。

护理研究必须注意人的整体性、人与社会的整体性、人与自然的整体性,只有把人和自然、社会看成一个立体网络系统,把健康和疾病放在整个自然、社会的背景下,运用整体观念,才能探索出护理学的规律,促进护理学的发展。

三、学习常用护理技术的目的、内容和方法

随着人民健康观念的更新和对健康需求的增加,以农村基层和城镇社区医疗机构为核

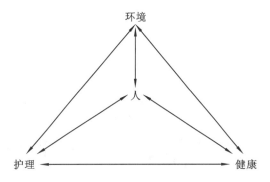

图 1-2　四个基本概念的关系

心的我国基层医疗卫生体系建设正成为我国新医改关注的重点。最新发布的《关于深化医药卫生体制改革的意见》明确提出,我国将健全基层医疗卫生服务体系。我国健全基层医疗卫生服务体系的主要内容包括,加快农村乡镇卫生院、村卫生室和城市社区卫生服务机构建设,实现基层医疗卫生服务网络的全面覆盖,加强基层医疗卫生人才队伍建设,特别是全科医生培养培训,着力提高基层医疗卫生机构服务水平和质量,农村居民小病不出乡,城市居民享有便捷有效的社区卫生服务。专科层次的医学生服务于基层医疗卫生体系,在掌握常见病诊疗的基础上,应该掌握基层常用的护理技术,具备全科医生素质。通过学习"常用护理技术"这门课程,获得防治疾病过程中所必需的护理基本知识和操作技能,并为培养良好的职业素质奠定基础。

　　《常用护理技术》的内容包括医院感染的预防与控制、生命体征的观察与测量、注射给药法、药物过敏试验法、静脉输液与输血、置管治疗技术及护理、危重患者抢救技术、职业安全与防护等内容。通过每一部分的学习,要求能正确进行各项护理操作,掌握与操作有关的理论知识,操作中关爱患者,树立严谨的工作作风。

　　"常用护理技术"是实践性非常强的课程,对基本技能要刻苦练习,增强自己的动手能力;同时,每项操作都将面对生命,学习中要通过角色体验,树立对患者的爱伤观念;在学习操作技术的同时,理解技术操作中应用的理论知识和原理,达到知其然、知其所以然,使理论知识服务于技术操作,技术操作扎根于理论基础之上,相得益彰。在临床实习中,对医疗技术和护理技术都要充分重视,以适应毕业后的基层医疗工作需要。

（周更苏）

第二章
医院感染的预防与控制

临床情景

患者,男,15岁,处于结核活动期,左侧颈部胸锁乳突肌的前、后缘有多个大小不等的肿大淋巴结,部分已破溃,诊断为"肺结核、颈部淋巴结结核"。作为主管医生,准备为患者治疗、换药。

问题:

1. 如何完成在半污染区穿隔离衣的操作?

2. 如何戴好手套准备换药?

3. 换药后如何脱隔离衣以备后用?

第一节　医　院　感　染

一、医院感染的概念与分类

(一)医院感染的概念

医院感染(nosocomial infection),又称医院获得性感染,是指任何人员在医院活动期间,遭受病原体侵袭而引起的任何诊断明确的感染或疾病。涉及对象包括住院患者、门(急)诊患者、陪护人员、探视人员及医院工作人员。广义的概念包括所有发生于医院内的感染,狭义概念仅指住院患者在住院期间遭受病原体侵袭而引起的任何诊断明确的感染或疾病。

(二)医院感染的分类

1. 外源性感染(交叉感染)　这指来自于患者体外的病原体,通过直接或间接的途径,传播给患者而引起的感染。病原体可以来自其他患者、外环境(空气、水、物品)或工作人员等。

2. 内源性感染(自身感染) 这指来自于患者自身的病原体引起的感染。在通常情况下,在患者体内或体表定植的正常菌群或条件致病菌是不致病的,但在人的免疫功能受损、健康状况不佳、正常菌群移位及抗生素不合理应用等情况下可引起感染。如肝硬化患者易发生原发性腹膜炎,人体肠道内的正常菌群大肠埃希菌发生移位进入泌尿道中可引起感染。

二、医院感染发生的原因

造成医院感染的原因有很多,其主要原因有以下几种。

(1)医院管理机构和管理制度不健全,缺乏对消毒灭菌效果的监控;医务人员对医院感染的严重性认识不足,不能严格地执行无菌技术和消毒隔离制度。

(2)医院布局不妥和隔离措施不健全。

(3)易感者增加。医疗护理技术的进步,使住院患者中慢性病、恶性病、老年患者所占比例增加,而化疗、放疗、使用激素或免疫抑制剂等治疗措施降低了患者对感染的防御能力。

(4)不合理使用抗生素。抗生素的滥用及大量新型抗生素的开发和应用不当,导致人体正常菌群失调,耐药菌株增加。

(5)各种侵入性操作增加。如各种导管、内镜、穿刺针的使用,损伤机体防御屏障,如果操作时不严格遵守无菌操作原则,容易使病原体侵入机体造成感染。

三、医院感染发生的条件

医院感染的发生必须具备三个基本条件:感染源、传播途径和易感宿主。三者同时存在并且相互联系时构成感染链引起感染。如果将感染链切断,感染的传播即可停止。

感染源是指病原微生物自然生存、繁殖及排出的场所或宿主,如已感染的患者、病原携带者、动物感染源、医疗器械、物品等,是导致感染的来源。传播途径是指病原微生物从感染源传到易感宿主的途径和方式。在医院环境中,内源性感染是通过病原微生物在患者体内转移而发生的自身感染;外源性感染可通过接触传播、空气传播、生物媒介传播和注射、输液、输血、饮水、饮食等途径传播。易感宿主是指对感染性疾病缺乏免疫力而易感染的人或人群。医院是易感人群相对集中的场所,易发生感染和感染的流行。

四、医院感染的预防与控制

(一)建立和完善医院感染管理体系

医院感染管理机构应具备独立完整的体系,设置三级管理组织:医院感染管理委员会、医院感染管理科、各科室医院感染管理小组。医院感染管理委员会的成员应包括下列各部门的主要负责人:医院感染管理部门、医务科、护理部、消毒供应室、手术室、临床科室、临床检验部门、设备管理部门、药事管理部门、后勤管理部门及其他相关部门,主任委员应由医院院长或主管医疗工作的副院长担任。

在医院感染管理委员会的领导下,建立由护士为主体的医院内层次分明的三级护理管理体系(一级管理——病区护士长和兼职监控护士;二级管理——科护士长;三级管理——

护理部副主任,为医院感染管理委员会副主任),负责医院感染管理,做到以预防为主,及时发现并处理。

（二）健全各项规章制度,依法管理医院感染

1. 监测制度 包括对消毒剂使用效果和灭菌效果、一次性医疗器械及门急诊常用器械的监测;对感染高发科室,如分娩室、手术室、血液透析室、重症监护室(ICU)、供应室、换药室等消毒卫生标准的检测。

2. 管理制度 如消毒隔离制度、清洁卫生制度以及感染管理报告制度等的健全与落实。

3. 消毒质控标准 原卫生部颁布的《医院消毒卫生标准》规定了各类从事医疗活动的空气环境、物体表面、医护人员手、医疗用品、消毒剂、污水、污物处理的卫生标准。

（三）落实医院感染管理措施

切实做到控制感染源、切断传播途径、保护易感人群。

（1）改善医院结构和布局:医院建筑布局应合理,设施有利于消毒隔离。

（2）进行清洁、消毒、灭菌效果检测,严格执行无菌技术和消毒隔离技术。

（3）合理使用抗生素:不宜预防性使用抗生素。抗生素使用过程中应严格掌握使用指征,根据药敏试验选择敏感抗生素,采用适当剂量、适当疗程和适当给药途径。

（4）做好医院污物、污水处理。

（5）人员控制:主要是控制感染源和易感人群。各类医务人员也应定期进行健康检查。

（四）加强医院感染知识的教育

医疗机构应加强对医院全体工作人员医院感染知识的教育,督促各级人员自觉预防与控制医院感染,在各环节上把好关。

第二节　清洁、消毒、灭菌

一、消毒、灭菌的方法

（一）物理消毒灭菌法

消毒(disinfection)是指用物理、化学方法清除或杀灭除芽胞外的所有病原微生物,使其数量减少达到无害化的处理。

灭菌(sterilization)是指用物理或化学方法杀灭或清除传播媒介上的所有微生物,包括致病微生物、非致病微生物以及细菌芽胞。

物理消毒灭菌法是利用热力或光照等物理因素作用,使病原微生物的蛋白质凝固变性,酶失去活性,达到消毒灭菌的作用。常用的物理消毒灭菌法有热力消毒灭菌法、辐射消毒法、电离辐射灭菌法、微波消毒灭菌法、过滤除菌法等。

1. 热力消毒灭菌法 热力消毒灭菌法是利用热力破坏微生物的蛋白质、核酸、细胞壁

和细胞膜,从而导致其死亡的一种消毒灭菌方法,是一种简单、可靠、使用最广泛的消毒方法。热力消毒灭菌法分干热法和湿热法两类,前者由空气导热,传热慢;后者由水蒸气和空气导热,传热快,穿透力较强。

(1)燃烧灭菌法:一种彻底、迅速、简单的灭菌法。①焚烧法:常用于无保留价值的污染物品和特殊感染敷料的处理。如铜绿假单胞菌、破伤风、气性坏疽等感染患者的敷料,污染的病理标本、废弃物、垃圾和纸张的处理。②火焰烧灼法:培养用的器皿开启和闭合瓶口处的消毒可用火焰加热。某些金属器械可在火焰上烧灼 20 s。③乙醇燃烧法:搪瓷类物品可倒入少量 95% 乙醇溶液,转动容器使乙醇分布均匀,点火燃烧直至熄灭。

注意事项:①在燃烧过程中不得添加乙醇,以免引起火灾或烧伤;②远离氧气、乙醇、乙醚、汽油等易燃易爆物品;③贵重器械及锐利刀剪禁用燃烧法灭菌,以免刀刃变钝或器械被破坏。

(2)干烤灭菌法:利用特制的烤箱进行消毒灭菌,适用于耐高温的物品,如金属、陶瓷、玻璃制品、油剂、粉剂等,不适用于纤维织物、塑料制品等。消毒:$120\sim140$ ℃,$10\sim20$ min。灭菌:150 ℃、150 min,160 ℃、120 min,170 ℃、60 min 或 180 ℃、30 min。

(3)煮沸消毒法:应用最早和家庭常用的消毒方法之一,适用于金属、玻璃制品、餐饮具、织物或其他耐热、耐湿物品的消毒。

方法:将物品洗净后全部浸没在水中,水沸后开始计时,维持不少于 15 min 达到消毒效果,15 min 可将多数细菌芽胞杀灭,热抗力极强的细菌需更长时间(如破伤风杆菌芽胞需煮沸 60 min 才可杀灭)。煮沸过程中如需添加物品,应从再次水沸后重新计时。将碳酸氢钠加入水中,配成浓度为 $1\%\sim2\%$ 的溶液时,沸点可达 105 ℃,既可增强杀菌作用,又可去污防锈。

注意事项:①煮沸消毒前,应将物品洗净,所消毒的物品应全部浸没于水中,可拆卸物品应拆开,有轴节的器械或带盖的容器应将轴节或盖打开,空腔导管应先在腔内灌水,大小相同的容器不能重叠,水量应始终淹没所有物品;②根据物品性质决定放入水中的时间,如橡胶类物品用纱布包好,水沸后放入,消毒后立即取出,以防橡胶老化,玻璃类物品应用纱布包裹,通常冷水放入,以防突然遇热炸裂;③在海拔高的地区,气压低,水的沸点也低,应该延长消毒时间,海拔每增加 300 m,需延长消毒时间 2 min。

(4)流动蒸汽消毒法:适用于餐具、便器的消毒,在常压下用 100 ℃ 的水蒸气消毒,$15\sim30$ min 即可杀灭细菌繁殖体。消毒作用时间应从水沸腾后有蒸汽冒出时算起;消毒物品应清洁、干燥,垂直放置,物品之间留有一定空隙;高海拔地区,应适当延长消毒时间。

(5)压力蒸汽灭菌法:利用高压下的高温饱和蒸汽杀灭微生物,是临床上应用最广、效果最为可靠的首选灭菌方法,主要用于耐高压、耐高温、耐潮湿物品的灭菌,如各类器械、搪瓷、橡胶、敷料、玻璃制品、溶液等。

① 分类:常用的有下排气压力蒸汽灭菌器(包括手提式压力蒸汽灭菌器、卧式压力蒸汽灭菌器)和预真空压力蒸汽灭菌器。

a.下排气压力蒸汽灭菌器:利用重力置换的原理,使热蒸汽在灭菌器中自上向下,将冷空气由下排气孔排出,饱和蒸汽取代了排出的冷空气,蒸汽释放的潜热可使物品达到灭菌效果。灭菌的温度、压力和时间根据物品性质、包装大小及有关情况决定。常用的灭菌条件:温度为 $121\sim126$ ℃,压力为 $103\sim137$ kPa,时间为 $20\sim30$ min。

手提式压力蒸汽灭菌器,便于携带、使用方便、效果可靠,适宜基层医疗单位。结构为一金属圆筒,分内、外两层,盖上有排气阀、安全阀和压力表(图2-1)。方法是隔层加适量水,在消毒桶内放入需灭菌的物品,加盖旋紧,直接加热或通电,开启排气阀排尽锅内冷空气后(在水沸后10～15 min)关闭排气阀,当压力和温度达到标准后,维持20～30 min,关闭热源,打开排气阀,待压力降至"0"时,慢慢打开盖子,取出物品。切忌突然打开盖子,以防冷空气大量进入,使蒸汽凝成水滴,导致物品受潮、玻璃类物品因骤然降温而发生爆裂。

卧式压力蒸汽灭菌器是利用向灭菌器内输入蒸汽供给热源,空间较大,可一次给大量物品灭菌。操作人员要求经过专业培训,持证上岗(图2-2)。

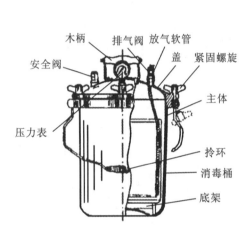

图2-1 手提式压力蒸汽灭菌器

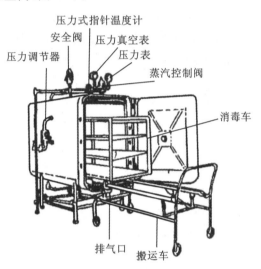

图2-2 卧式压力蒸汽灭菌器

b. 预真空压力蒸汽灭菌器:用配备的抽气机,将灭菌柜室内抽成真空,形成负压,以利于蒸汽迅速穿透物品内部进行灭菌。常用的灭菌温度为132 ℃或以上,压力为205.8 kPa,时间为4～5 min。其优点为灭菌效果好、灭菌时间短、灭菌后物品较干燥;缺点为价格昂贵。

② 注意事项:灭菌之前应将物品彻底洗净、干燥后及时包装。不宜捆扎过紧,外用化学指示带贴封,内放化学指示卡。包装的材料应允许空气排出和蒸汽的穿透,常用的包装材料有全棉布(至少2层)、一次性无纺布、一次性复合材料、有孔玻璃或金属容器等,有利于蒸汽流通。消毒灭菌完毕,立即关闭容器的盖子或通气孔,以保持物品于无菌状态。密闭瓶装液体灭菌,瓶塞应插入针头,以防止压力过高,造成爆炸,灭菌完毕,立即拔出针头,以保持液体无菌状态。灭菌包包装不宜过大:下排气压力蒸汽灭菌器的灭菌包包装体积不得超过30 cm×30 cm×25 cm;预真空压力蒸汽灭菌器的灭菌包体积不得超过30 cm×30 cm×50 cm。灭菌器内物品总量不应超过灭菌器柜室容积的80%。灭菌包放置合理。各包之间要有空隙,以利于蒸汽流通与物品的干燥;布类物品应放在金属、搪瓷物品之上,以免蒸汽遇冷凝结成水使布类潮湿而影响灭菌效果。安全操作,随时观察温度及压力情况,被灭菌物品干燥后方可取出备用。定期监测灭菌效果,灭菌设备每日检查一次。

③ 压力蒸汽灭菌效果监测:有物理、化学和生物3种监测法。a. 物理监测法:用150 ℃或200 ℃的留点温度计。使用前将温度计的汞柱甩至50 ℃以下,放入待灭菌的包裹内。

灭菌后检查温度计读数是否达到灭菌温度。b.化学监测法:方法简便,是目前使用广泛的常规检测方法。常用的有化学指示卡、化学指示胶带法。将化学指示卡放在标准试验包的中央,经过121 ℃、20 min或135 ℃、4 min后,根据指示卡性状或颜色的改变与标准色块比较来判断灭菌效果;化学指示胶带法,使用时将其粘贴在所需灭菌物品包的包装外面。c.生物监测法:最可靠的监测法。该方法是利用对热耐受力较强的非致病性嗜热脂肪杆菌芽胞作为检测菌株,制成菌纸片;使用时将10片菌纸片分别置于待灭菌包的中央和四角,灭菌完毕,用无菌持物钳取出后放入培养基,放入56 ℃温箱中培养2~7天,观察培养基的颜色变化,如全部菌纸片保持原色泽不变,则为无细菌生长,表示灭菌合格。

2. 辐射消毒法 辐射消毒法分为日光曝晒法、紫外线消毒法和臭氧灭菌灯消毒法。

1) 日光曝晒法 日光依靠其热、干燥和紫外线的作用来发挥其杀菌功能。常用于衣服、书籍、床垫、毛毯等消毒。紫外线穿透力差,消毒时应将物品放在阳光下直射,曝晒6 h,每2 h翻动1次。

2) 紫外线消毒法 紫外线属电磁波辐射。消毒使用的紫外线是C波紫外线,杀菌最强的波段为250~270 nm,一般以253.7 nm作为杀菌紫外线的代表。我国常用紫外线消毒灯管和紫外线消毒器。

(1) 作用原理:降低菌体内氧化酶活性;破坏菌体的氨基酸,使菌体蛋白光解变性;使微生物的DNA失去转化能力而死亡;使空气中的氧电离产生具有极强杀菌作用的臭氧。

(2) 适用范围:紫外线穿透力弱,适用于室内空气和物体表面的消毒。

(3) 紫外线消毒灯要求:①紫外线消毒灯在电压为220 V、相对湿度为60%、温度为20 ℃时,辐射的253.7 nm紫外线强度(使用中的强度)应不低于70 μW/cm²;②应定期监测消毒紫外线的辐射强度,当辐射强度低于要求值时,应及时更换;③紫外线消毒灯的使用寿命,即由新灯的强度降低到70 μW/cm²的时间(功率≥30 W),或降低到原来新灯强度的70%的时间(功率<30 W),应不低于1000 h。紫外线灯生产单位应提供实际使用寿命。

(4) 使用方法:紫外线消毒灯在电压为220 V、相对湿度为60%、温度为20 ℃时,辐射的253.7 nm紫外线强度(使用中的强度)应不低于70 μW/cm²。对物品表面进行消毒时,有效距离为25~60 cm,将物品摊开或挂起,消毒时间为20~30 min,小件物品置于紫外线消毒箱内照射消毒。对室内空气进行消毒时,若室内无人,应清扫尘埃,关闭门窗,每10 m²安装30 W紫外线灯一支进行照射,有效距离为2 m以内,消毒时间为30~60 min;若室内有人,选用高强度紫外线空气消毒器,开机消毒30 min便可达到消毒效果。

(5) 注意事项:①消毒时间应从灯亮5~7 min后开始计时;②关灯后若需重启,应间歇3~4 min,照射后应开窗通风;③紫外线对人的皮肤和眼睛有刺激作用,直接照射30 s可引起皮炎和眼炎,故照射时人应离开房间,必要时戴防护镜、穿防护服,照射完毕后开窗通风;④应保持紫外线灯表面清洁,每2周用无水乙醇布巾擦拭一次,发现灯管表面有灰尘、油污等时,应随时擦拭;⑤消毒室内空气时,房间内应保持清洁、干燥,消毒物体表面时,应使消毒物品表面受到紫外线直接照射;⑥当温度低于20 ℃或高于40 ℃,相对湿度大于60%时,应适当延长照射时间,采用紫外线杀灭被有机物保护的微生物及空气中悬浮粒子多时,应加大照射剂量,消毒纸张、织物等粗糙表面时,应适当延长照射时间,且两面均应受到照射;⑦不应在易燃、易爆的场所使用;⑧紫外线强度计每年至少标定一次,定期检测紫外线灯管照射强度。

3）臭氧灭菌灯消毒法　灭菌灯内装有臭氧发生管,在电场作用下,将空气中的氧气转换成高纯臭氧,臭氧以其强大的氧化作用杀菌。

（1）适用范围:适用于无人状态下病房、口腔科等场所的空气消毒和物体表面的消毒。

（2）使用方法:①空气消毒:在封闭空间内、无人状态下,采用 20 mg/m³ 的臭氧,作用 30 min,对自然菌的杀灭率达到 90% 以上。消毒后应开窗通风不少于 30 min,人员方可进入室内。②物体表面消毒:在密闭空间内,相对湿度不小于 70%,采用 60 mg/m³ 的臭氧,作用 60～120 min。

（3）注意事项:在有人情况下室内空气中允许臭氧浓度为 0.16 mg/m³;臭氧为强氧化剂,使用时对多种物品有损坏,包括使铜片出现绿色锈斑、橡胶老化、变色、弹性降低、织物漂白褪色等;臭氧的杀菌作用受多种因素包括温度、相对湿度和有机物等的影响。

3. 电离辐射灭菌法　它是利用放射性核素⁶⁰Co 发射的 γ 射线或电子加速器产生的高能电子束穿透物品来杀灭微生物的方法。因其在常温下灭菌,又称为“冷灭菌”。它是通过干扰微生物 DNA 合成,破坏细胞膜,引起酶系统紊乱来杀灭微生物。适用于不耐高热的物品,如金属、橡胶、塑料、高分子聚合物（如注射器、输血器、输液器、聚乙烯心瓣膜、血液透析膜等）、精密医疗器械、生物制品及节育用具等。

4. 微波消毒灭菌法　微波是一种频率高（300～300000 MHz）、波长短（0.001～1 m）的电磁波,一般使用的频率为 2450 MHz,可杀灭包括芽胞在内的所有微生物。微波可用于医疗机构低度危险性物品和中度危险性物品的消毒,如餐具的消毒。

（1）作用原理:在电磁波的高频交流电场作用下,物品中的极性分子发生极化,进行高速运动,相互摩擦、碰撞,使温度迅速上升而达到消毒灭菌的效果。

（2）适用范围:食品及餐具、化验单据、票证、医疗药品、耐热非金属材料及器械的消毒灭菌。优点为被消毒物品内、外同时加热,消毒时间短。

（3）注意事项:①微波不能穿透金属面,不能用于金属消毒;②微波对人体有一定伤害,避免长期照射;③被消毒的物品应为小件或不太厚;④因水是微波的强吸收介质,微波消毒的物品应浸入水中或用湿布包裹。

5. 过滤除菌法　将待消毒的介质,通过规定孔径的过滤材料,以物理阻留等原理,去除气体或液体中的微生物,但不能将微生物杀灭。主要用于空气净化,以及不适用于压力蒸汽灭菌的液体过滤除菌。如通过三级空气过滤器,采用合理的气流方式可除掉空气中 0.5～5 μm 的尘埃,达到洁净空气的目的。过滤除菌法用于手术室、器官移植病房、烧伤病房等消毒。

（二）化学消毒灭菌法

化学消毒灭菌法是利用气态或液态的化学药物渗透微生物体内,使菌体蛋白凝固变性、酶失去活性、抑制细菌的代谢和生长,或破坏细菌细胞膜结构,改变其通透性,使细菌破裂或溶解,从而达到消毒、灭菌的目的。凡不适用热力消毒灭菌的物品都可采用此法,如患者皮肤、黏膜、排泄物、周围环境、光学仪器、金属锐器和某些塑料制品等。

1. 化学消毒灭菌剂的使用原则

（1）根据各种微生物的特性及物品的性能,选择适宜的消毒剂。

（2）严格掌握消毒剂的使用方法、有效浓度及消毒时间。

（3）若为浸泡消毒时，浸泡前应先将消毒物品洗净擦干，完全浸没在消毒液内，管腔内注满消毒液，轴节或套管要打开。

（4）消毒液中一般不放置棉花、纱布等，以免因吸附消毒剂而降低消毒效力。

（5）易挥发的消毒剂要加盖，定期检测、调整浓度、定期更换。

（6）消毒后的无菌物品在使用前应先用0.9%无菌氯化钠溶液冲净，气体消毒后的物品使用前应待气体散发后，以避免刺激人体组织。

（7）合理使用，能不用时则不用，必须用时则尽量少用，能采用物理方法消毒灭菌的，尽量不使用化学消毒灭菌法。

（8）熟悉消毒剂的毒副作用，做好工作人员的防护。

2. 化学消毒剂的使用方法

（1）浸泡法：物品洗净擦干后完全浸没在消毒液内，在标准浓度和有效时间内达到消毒作用的方法。常用于耐湿、不耐热的物品，如锐利器械、精密器材等的消毒。

（2）擦拭法：用标准浓度的消毒剂擦拭物品表面或进行皮肤消毒的方法。

（3）喷雾法：用喷雾器将标准浓度的消毒剂均匀地喷洒在空间或物体表面，在有效时间内达到消毒效果的方法。常用于环境、墙壁、地面等的消毒。

（4）熏蒸法：将消毒剂加热或加入氧化剂使之汽化，在标准浓度和有效时间内达到消毒的目的。常用于空气和不耐湿、不耐高温物品的消毒。空气消毒常用2%过氧乙酸8 mL/m³，时间30～120 min；纯乳酸0.12 mL/m³，加等量水，时间30～120 min；食醋5～10 mL/m³，加热水1～2倍，时间30～120 min。物品消毒常用甲醛箱进行。

3. 化学消毒灭菌剂的分类　化学消毒灭菌剂种类繁多，各种化学消毒灭菌剂依其效力不同分为四类。根据被消毒物品的性质、要达到的消毒水平及可能影响消毒效果的因素，选择最适宜、最有效的消毒剂。

（1）灭菌剂：可以杀灭一切微生物，包括细菌芽胞，使其达到灭菌效果的制剂。包括采用环氧乙烷、过氧化氢（10 h）、甲醛、戊二醛（10 h）、过氧乙酸（60 min）等化学灭菌剂在规定条件下，以合适的浓度和有效的作用时间进行灭菌的方法。主要应用于受到结核杆菌、真菌、病毒、细菌芽胞等各类微生物严重污染的物品的消毒处理，或接触、进入人体后对人体健康可能构成严重危害的物品的处理，如胃镜。

（2）高效消毒剂：可以杀灭一切细菌繁殖体（包括分枝杆菌）、病毒、真菌及其孢子，并对细菌芽胞有显著杀灭作用的制剂。包括采用含氯制剂、二氧化氯、邻苯二甲醛、过氧乙酸、过氧化氢、碘酊等以及能达到灭菌效果的化学消毒剂在规定的条件下，以合适的浓度和有效的作用时间进行消毒的方法。

（3）中效消毒剂：能杀灭除细菌芽胞以外的细菌繁殖体、真菌，大部分病毒及其他微生物的制剂。包括采用碘类消毒剂（碘伏、氯己定碘等）、醇类和氯己定的复方、醇类和季铵盐类化合物的复方、酚类等消毒剂，在规定条件下，以合适的浓度和有效的作用时间进行消毒的方法。主要应用于受到细菌、真菌、病毒等非细菌芽胞污染的各类物品的消毒处理，人体体表消毒及接触人体后对人体健康可能构成危害的物品的消毒，如体温计的消毒。

（4）低效消毒剂：只能杀灭细菌繁殖体（分枝杆菌除外）、亲脂病毒和某些真菌的制剂，如氯己定（洗必泰）、苯扎溴铵（新洁尔灭）等。主要用于受到细菌繁殖体、亲脂病毒污染的物品的消毒及体表清洁卫生处理等。

4. 常用化学消毒灭菌剂 见表 2-1。

表 2-1　常用化学消毒灭菌剂

消毒剂名称	消毒效力	使用范围及方法	注 意 事 项
戊二醛	灭菌剂	常用浸泡法,2%的碱性戊二醛,浸泡不耐热的医疗器械、精密仪器,如内镜等。温度 20～25 ℃,消毒时间为 20～45 min,灭菌时间为 10 h	对人有毒性,应在通风良好的环境中使用;对皮肤和黏膜有刺激性;防止溅入眼内或吸入体内,接触戊二醛溶液时应戴手套;每周过滤 1 次,每 2 周更换 1 次消毒液;对手术刀片等碳钢制品有腐蚀性,加 0.5%亚硝酸钠防锈
环氧乙烷	灭菌剂	环氧乙烷沸点为 10 ℃,在常温下为无色气体,易燃、易爆,且对人体有毒,操作须密闭进行。少量物品可放入丁基橡胶袋中消毒,大量物品需使用环氧乙烷灭菌柜灭菌 6 h	易燃、易爆,对人有毒性,工作人员需经过培训后严格按操作程序执行;存放于阴凉通风远离火源处,储存温度低于 40 ℃;经常检查是否有漏气现象;灭菌后物品需放入仪器内清除残留
过氧乙酸	灭菌剂	①浸泡法:一般物体表面,0.1%～0.2%,30 min;对耐腐蚀医疗器械的高水平消毒,0.5%,冲洗作用 10 min。②擦拭法:用于大件物品或其他不能用浸泡法消毒的物品,消毒使用的浓度和作用时间同浸泡法。③喷洒法:用于环境消毒时,0.2%～0.4%,作用 30～60 min。④喷雾法:采用电动超低容量喷雾器,用 0.5%,按 20～30 mL/m³ 的用量喷雾,作用 60 min。⑤熏蒸法:使用 15%过氧乙酸(7 mL/m³)加热蒸发,相对湿度 60%～80%,熏蒸 2 h	过氧乙酸不稳定,高温易爆炸,放于通风阴凉处,远离可燃物;稀释液应现用现配,使用时限≤24 h;使用浓溶液时,谨防溅入眼内或皮肤上,配制时需戴口罩及橡胶手套(一旦溅上,应立即用清水冲净);对织物有漂白作用,对金属有腐蚀性,消毒后应及时冲净;消毒被血液、脓液等污染的物品时,需适当延长作用时间;空气熏蒸消毒时,室内不应有人
低温甲醛蒸气	灭菌剂	采用 2%复方甲醛溶液或福尔马林溶液(35%～40%甲醛)进行灭菌,每个循环的 2%复方甲醛溶液或福尔马林溶液用量根据装载量不同而异。灭菌温度为 55～80 ℃,灭菌维持时间为 30～60 min	采用低温甲醛蒸气灭菌器,并使用专用灭菌溶液进行灭菌;甲醛蒸气穿透力弱,应将物品摊开或挂起,暴露污染面,物品中间留有空隙;消毒后应除去残留,可用抽气通风或氨水中和法
过氧化氢	高效消毒	①伤口、皮肤黏膜消毒,3%,冲洗、擦拭,作用 3～5 min。②室内空气消毒,用气溶胶喷雾器,3%,按 20～30 mL/m³ 用量,作用 60 min	避光、避热,室温下储存;对金属有腐蚀性,对织物有漂白作用;喷雾时应采取防护措施;谨防溅入眼内或皮肤黏膜上,一旦溅上立即用清水冲洗

续表

消毒剂名称	消毒效力	使用范围及方法	注 意 事 项
含氯消毒剂	高效消毒	①浸泡法:对细菌繁殖体污染物品,用含有效氯 200 mg/L 的消毒液浸泡至少 10 min;对经血液传播病原体、分枝杆菌和细菌芽胞污染物品的消毒,用含有效氯 2000～5000 mg/L 的消毒液浸泡至少 30 min。②擦拭法:用于大件物品或其他不能用浸泡消毒的物品,消毒所用的浓度和作用时间同浸泡法。③喷洒法:有效氯的含量、消毒时间均要加倍。喷洒后有强烈的刺激性气味,人员应离开现场。④干粉消毒法:对分泌物、排泄物消毒,按有效氯 10000 mg/L 用量加入分泌物、排泄物中,搅拌后作用至少 2 h;对医院污水的消毒,用干粉按有效氯 50 mg/L 用量加入污水中,搅拌均匀,作用 2 h 后排放	粉剂应于阴凉处避光、防潮、密封保存;水剂应于阴凉处避光、密闭保存;使用液应现配现用,使用时限≤24 h;配制漂白粉等粉剂溶液时,应戴口罩、手套;未加防锈剂的含氯消毒剂对金属有腐蚀性,不应做金属器械的消毒;加防锈剂的含氯消毒剂对金属器械消毒后,应用无菌蒸馏水冲洗干净,干燥后使用;对织物有腐蚀和漂白作用,不应用于有色织物的消毒
碘酊	高效消毒	使用碘酊原液直接涂擦注射及手术部位皮肤 2 遍以上,作用时间 1～3 min,待稍干后再用 75% 乙醇脱碘	置于阴凉处避光、防潮、密封保存;对碘过敏者禁用;不可用于黏膜或破损皮肤消毒;对金属有腐蚀性,不可用于金属器械消毒
乙醇	中效消毒	①手消毒:按要求使用。②皮肤、物体表面消毒:使用 70%～80%(体积比)乙醇溶液擦拭皮肤 2 遍,作用 3 min。③诊疗器具的消毒:70%～80%(体积比)乙醇溶液浸泡消毒不少于 30 min,加盖;或进行表面擦拭消毒	醇类易燃,不应有明火;不应用于被血、脓、粪便等有机物严重污染表面的消毒;用后应盖紧,密闭,置于阴凉处保存;醇类过敏者慎用
碘伏	中效消毒	常用浸泡法、擦拭法和冲洗法。①擦拭法:皮肤、黏膜擦拭消毒。外科手消毒用原液擦拭揉搓作用至少 3 min;手术部位皮肤消毒用原液局部擦拭 2～3 遍,作用至少 2 min;注射部位皮肤消毒用原液局部擦拭 2 遍,作用时间按说明;口腔黏膜及创面消毒,用含 0.1%～0.2% 有效碘擦拭,作用 3～5 min。②冲洗法:对阴道黏膜创面消毒,用含 0.05% 有效碘冲洗,作用 3～5 min	置于阴凉处避光、防潮、密封保存;碘伏对二价金属制品有腐蚀性,不应做相应金属制品的消毒;碘过敏者慎用

消毒剂 名称	消毒 效力	使用范围及方法	注 意 事 项
氯己定 （洗必泰）	低效 消毒	①擦拭法：手术部位及注射部位皮肤和伤口创面消毒，用有效含量≥0.2％氯己定-乙醇（70％，体积比）溶液局部擦拭2～3遍，作用时间按产品说明；外科手消毒用有效含量≥0.2％氯己定-乙醇（70％，体积比）溶液，方法及时间按产品说明。 ②冲洗法：对口腔、阴道或伤口创面的消毒，用有效含量≥0.2％氯己定水溶液冲洗，作用时间按产品说明	不应与肥皂、洗衣粉等阴性离子表面活性剂混合使用或前后使用
季铵 盐类	低效 消毒	①环境、物体表面消毒：一般用0.1％～0.2％消毒液，浸泡或擦拭消毒，作用时间15～30 min。②皮肤消毒：复方季铵盐消毒剂原液皮肤擦拭消毒，作用时间3～5 min。③黏膜消毒：用0.1％～0.2％消毒液，作用时间按产品说明	不宜与阴离子表面活性剂如肥皂、洗衣粉等合用

二、医院清洁、消毒、灭菌工作

（一）医院环境的空气消毒

1. Ⅰ类环境 包括层流洁净病房和层流洁净手术室。这类环境采用层流通风，要求空气中的菌落总数≤10 cfu/cm^3，且未检出致病菌。

2. Ⅱ类环境 包括供应室无菌区、普通手术室、产房、婴儿室、早产儿室、烧伤病房、普通保护性隔离室、重症监护室。采用静电吸附式空气消毒器消毒或循环风紫外线空气消毒器。要求空气中的菌落总数≤200 cfu/cm^3，且未检出致病菌。

3. Ⅲ类环境 包括注射室、换药室、治疗室、儿科病房、妇产科检查室、急诊室、供应室清洁区、化验室、各类普通病房和诊室。这类环境除可采用静电吸附式空气消毒器消毒或循环风紫外线空气消毒器外，还可采用臭氧消毒、紫外线消毒、过氧乙酸、含氯消毒剂熏蒸或喷雾消毒。要求空气中的菌落总数≤500 cfu/cm^3，且未检出致病菌。

（二）医用物品的消毒灭菌

1. 根据物品污染后导致感染的风险高低选择相应的消毒或灭菌方法 ①高度危险性物品，应采用灭菌方法处理。②中度危险性物品，应采用达到中水平消毒以上效果的消毒方法。③低度危险性物品，宜采用低水平消毒方法或做清洁处理；遇有病原微生物污染时，针对所污染病原微生物的种类选择有效的消毒方法。

2. 根据物品上污染微生物的种类、数量选择消毒或灭菌方法 ①对受到致病菌芽胞、真菌孢子、分枝杆菌和经血液传播的病原体（如乙型肝炎病毒、丙型肝炎病毒、艾滋病病毒等）污染的物品，应采用高水平消毒或灭菌方法。②对受到真菌、亲水病毒、螺旋体、支原体、衣原体等病原微生物污染的物品,应采用中水平以上的消毒方法。③对受到一般细菌和亲脂病毒等污染的物品,应采用达到中水平或低水平的消毒方法。④杀灭被有机物保护的微生物时,应加大消毒药剂的使用剂量和(或)延长消毒时间。⑤消毒物品上微生物污染特别严重时,应加大消毒药剂的使用剂量和(或)延长消毒时间。

3. 根据消毒物品的性质选择消毒或灭菌方法 ①耐高热、耐湿的诊疗器械、器具和物品,应首选压力蒸汽灭菌;耐热的油剂类和干粉类等应采用干热灭菌。②不耐热、不耐湿的物品,宜采用低温灭菌方法如环氧乙烷灭菌、过氧化氢低温等离子体灭菌或低温甲醛蒸气灭菌等。③物体表面消毒,应考虑表面性质,光滑表面宜选择合适的消毒剂擦拭或紫外线消毒器近距离照射;多孔材料表面宜采用浸泡或喷雾消毒法。

> **知识链接**
>
> ### 医用物品危险性分类
>
> 高度危险性物品:穿过皮肤或黏膜而进入无菌组织或器官内部的器材,或与破损的皮肤、组织、黏膜密切接触的器材和用品。如手术器械和用品、穿刺针、输液器材、输血器材、注射用的液体和药物、血液和血液制品、透析器、脏器移植物、腹腔镜、活体组织检查钳、心脏导管、植入物、膀胱镜和导尿管等。
>
> 中度危险性物品:与完整黏膜相接触,而不进入人体无菌组织、器官和血流,也不接触破损皮肤、破损黏膜的物品,如胃肠道内镜、气管镜、喉镜、肛表、口表、呼吸机管道、麻醉机管道、压舌板、肛门直肠压力测量导管等。
>
> 低度危险性物品:与完整皮肤接触而不与黏膜接触的器材,如听诊器、血压计袖带等;病床围栏、床面以及床头柜、被褥;墙面、地面;痰盂(杯)和便器等。

(三) 皮肤与黏膜的消毒

1. 穿刺部位的皮肤消毒

(1) 消毒方法:①用浸有碘伏消毒液原液的无菌棉球或其他替代物品局部擦拭 2 遍,作用时间遵循产品的使用说明;②使用碘酊原液直接涂擦皮肤表面 2 遍以上,作用时间 1～3 min,待稍干后再用 70%～80%(体积比)乙醇脱碘;③使用有效含量≥0.2%氯己定-乙醇(70%,体积比)溶液局部擦拭 2～3 遍,作用时间遵循产品的使用说明;④使用 70%～80%(体积比)乙醇溶液擦拭消毒 2 遍,作用 3 min;⑤使用复方季铵盐消毒剂原液擦拭皮肤消毒,作用时间 3～5 min;⑥其他合法、有效的皮肤消毒产品,按照产品的使用说明书操作。

(2) 消毒范围:肌内、皮下及静脉注射,针灸部位,各种诊疗性穿刺等消毒方式主要是涂擦,以注射或穿刺部位为中心,由内向外缓慢旋转,逐步涂擦,共 2 次,消毒皮肤面积应不少于 5 cm²。中心静脉导管如短期中心静脉导管、PICC、植入式血管通路的消毒范围直径应大于 15 cm,至少应大于敷料面积。

2. 手术切口部位的皮肤消毒

(1) 清洁皮肤:手术部位的皮肤应先清洁;对于器官移植手术和处于重度免疫抑制状态的患者,术前可用抗菌或抑菌皂液或 2%葡萄糖酸氯己定擦拭洗净全身皮肤。

（2）消毒方法：①使用浸有碘伏消毒液原液的无菌棉球或其他替代物品局部擦拭2遍，作用至少 2 min；②使用碘酊原液直接涂擦皮肤表面，待稍干后再用 70%～80%（体积比）乙醇溶液脱碘；③使用有效含量≥0.2%氯己定-乙醇（70%，体积比）溶液局部擦拭 2～3 遍，作用时间按产品使用说明；④其他合法、有效的手术切口皮肤消毒产品，按照产品使用说明书操作。

（3）消毒范围：应在手术野及其外扩展至少 15 cm 部位由内向外擦拭。

3. 病原微生物污染皮肤的消毒 彻底冲洗。采用碘伏原液擦拭 3～5 min，或用乙醇、异丙醇与氯己定配制的消毒液等擦拭消毒，作用 3～5 min。

4. 黏膜、伤口创面消毒

（1）擦拭法：①使用含有效碘 0.1%～0.2%碘伏溶液擦拭，作用到规定时间；②使用有效含量≥0.2%氯己定-乙醇（70%，体积比）溶液局部擦拭 2～3 遍，作用时间遵循产品的使用说明；③采用 0.1%～0.2%季铵盐，作用到规定时间。

（2）冲洗法：①使用有效含量≥0.2%氯己定水溶液冲洗或漱洗，至冲洗液或漱洗液变清为止；②采用 3%过氧化氢冲洗伤口、口腔含漱，作用到规定时间；③使用含有效碘 0.05%的消毒液冲洗，作用到规定时间。

（3）注意事项：①其他合法及有效的黏膜、伤口创面消毒产品，按照产品使用说明书进行操作；②如消毒液注明不能用于孕妇，则不可用于孕妇的会阴部及阴道手术部位的消毒。

（四）地面和物体表面的清洁与消毒

地面和物体表面应保持清洁，当遇到明显污染时，应及时进行消毒处理，所用消毒剂应符合国家相关要求。

1. 地面的清洁与消毒 地面无明显污染时，采用湿式清洁。当地面受到患者血液、体液等明显污染时，先用吸湿材料去除可见的污染物，再清洁和消毒。

2. 物体表面的清洁与消毒 室内用品如桌子、椅子、凳子、床头柜等的表面无明显污染时，采用湿式清洁。当受到明显污染时，先用吸湿材料去除可见的污染物，然后清洁和消毒。

3. 感染高风险的部门其地面和物体表面的清洁与消毒 感染高风险的部门如手术室、产房、导管室、洁净病房、骨髓移植病房、器官移植病房、重症监护室、新生儿室、血液透析病房、烧伤病房、感染疾病科、口腔科、检验科、急诊等病房与部门的地面与物体表面，应保持清洁、干燥，每天进行消毒，遇明显污染随时去污、清洁与消毒。地面消毒采用 0.04%～0.07%有效氯的含氯消毒液擦拭，作用 30 min。物体表面消毒方法同地面或采用 0.1%～0.2%季铵盐类消毒液擦拭。

（五）清洁用品的消毒

布巾、地巾应分区使用。

1. 手工清洗与消毒 ①擦拭布巾：清洗干净，在 0.025%有效氯消毒剂（或其他有效消毒剂）中浸泡 30 min，冲净消毒液，干燥备用。②地巾：清洗干净，在 0.05%有效氯消毒剂中浸泡 30 min，冲净消毒液，干燥备用。

2. 自动清洗与消毒 使用后的布巾、地巾等物品放入清洗机内，按照产品的使用说明进行清洗与消毒，一般程序包括水洗、洗涤剂洗、清洗、消毒、烘干，取出备用。

（六）医疗废物的消毒处理

1. 医疗废物的分类 分为生活垃圾、感染性废弃物、病理性废弃物、锋利物（锐器）、药物性废弃物、放射性废弃物等 6 类。

2. 医疗废物的收集处理 根据 2012 年卫生部《医疗机构消毒技术规范》的要求，医院内需设置 3 种以上颜色的污物袋用来对污物进行分类收集处理。黄色袋装医用垃圾（感染性废弃物），黑色袋装生活垃圾，有特殊标记的污物袋装放射性废弃物。锐器不应与其他废弃物混放，用后必须安全稳妥地放入锐器容器中。

3. 一次性使用输液器、输血器、注射器等使用后的处理 必须就地消毒毁形，并由当地卫生行政部门指定单位定点回收，集中处理。严禁出售给其他非指定单位或随意丢弃。

第三节 手 卫 生

规范医务人员手卫生对预防与控制医院感染至关重要。2009 年卫生部颁布了《医务人员手卫生规范》，规定了医务人员手卫生的管理与基本要求、手卫生设施、洗手与卫生手消毒、外科手消毒、手卫生效果的监测等。

一、概述

（一）基本概念

1. 手卫生 手卫生是医务人员洗手、卫生手消毒和外科手消毒的总称。

2. 洗手 洗手是指医务人员用肥皂（皂液）和流动水洗手，去除手部皮肤污垢、碎屑和部分致病菌的过程。

3. 卫生手消毒 卫生手消毒是指医务人员用速干手消毒剂揉搓双手，以减少手部暂居菌的过程。

4. 外科手消毒 外科手消毒是指外科手术前医务人员用肥皂（皂液）和流动水洗手，再用手消毒剂清除或者杀灭手部暂居菌和减少常居菌的过程。使用的手消毒剂可具有持续抗菌活性。

> **知识链接**
>
> **常居菌与暂居菌**
>
> 常居菌（resident skin flora）是指能从大部分人体皮肤上分离出来的微生物，是皮肤上持久的固有寄居菌，不易被机械的摩擦清除，如凝固酶阴性葡萄球菌、棒状杆菌类、丙酸菌属、不动杆菌属等。一般情况下不致病。
>
> 暂居菌（transient skin flora）是指寄居在皮肤表层，常规洗手容易被清除的微生物。直接接触患者或被污染的物体表面时可获得，可随时通过手传播，与医院感染密切相关。

（二）手卫生的管理与基本要求

（1）医疗机构应制定并落实手卫生管理制度，配备有效、便捷的手卫生设施。

（2）医疗机构应定期开展手卫生的全员培训，医务人员应掌握手卫生知识和正确的手卫生方法，保障洗手与手消毒的效果。

（3）医疗机构应加强对医务人员卫生工作的指导与监督，提高医务人员手卫生的依从性。

（4）手消毒效果应达到：①卫生手消毒，监测的细菌菌落总数≤10 cfu/cm²；②外科手消毒，监测的细菌菌落总数≤5 cfu/cm²。

知识链接 -

手消毒剂与速干手消毒剂

手消毒剂是指用于手部皮肤消毒，以减少手部皮肤细菌的消毒剂，如乙醇、异丙醇、氯己定、碘伏等。

速干手消毒剂是指含有醇类和护肤成分的手消毒剂，包括水剂、凝胶和泡沫型。

二、洗手与卫生手消毒

（一）洗手与卫生手消毒的设施

洗手与卫生手消毒应设置流动水洗手设施，配备清洁剂、干手物品或设施、速干手消毒剂等，设施的设置应方便医务人员使用。手术室、产房、导管室、层流洁净病房、骨髓移植病房、器官移植病房、重症监护室、新生儿室、母婴室、血液透析病房、烧伤病房、感染疾病科、口腔科、消毒供应中心等重点部门应配备非手触式水龙头。有条件的医疗机构在诊疗区域均宜配备非手触式水龙头。

（二）洗手与卫生手消毒的原则

（1）当手部有血液或其他体液等肉眼可见的污染时，应用肥皂（皂液）和流动水洗手。

（2）手部没有肉眼可见污染时，宜使用速干手消毒剂消毒双手代替洗手。

（三）洗手或卫生手消毒的选择

（1）在下列情况下，医务人员应选择洗手或使用速干手消毒剂。

① 直接接触每个患者前后，从同一患者身体的污染部位移动到清洁部位时。

② 接触患者黏膜、破损皮肤或伤口前后，接触患者的血液、体液、分泌物、排泄物、伤口敷料等之后。

③ 穿脱隔离衣前后，摘手套后。

④ 接触患者周围环境及物品后。

⑤ 处理药物或配餐前。

（2）医务人员在下列情况时应先洗手，然后进行卫生手消毒。

① 接触患者的血液、体液和分泌物以及被传染性致病微生物污染的物品后。

② 直接为传染病患者进行检查、治疗、护理或处理传染患者污物之后。

（四）洗手与卫生手消毒的方法

1. 目的 保护工作人员及患者,避免污染清洁的物品,防止交叉感染。

2. 操作流程 见表 2-2。

表 2-2　手的清洁和消毒操作流程

操作程序	操作步骤	要点说明
准备		
1.操作者准备	◆着装整洁,剪指甲,取下手表及手上饰物,卷袖过肘	
2.用物准备	◆洗手池设备、肥皂（皂液）、速干手消毒剂、干手物品或设施	• 肥皂应保持清洁与干燥;盛放皂液的容器宜为一次性使用,重复使用的容器应每周清洁与消毒;速干手消毒剂应符合国家有关规定,宜使用一次性包装
3.环境准备	◆操作环境清洁、宽敞	
实施		
▲洗手		• 适用各种操作前、后清洁双手
1.淋湿双手	◆打开水龙头（最好是感应式或用肘、膝、脚踏控制开关）,调节合适水流,调节水温;在流动水下,使双手充分淋湿,关闭水龙头	• 水流过大易溅湿工作服 • 水太冷或太热会使皮肤干燥
2.涂抹皂液	◆取适量肥皂（皂液）,均匀涂抹至整个手掌、手背、手指和指缝	• 皂液有浑浊或变色时及时更换,并清洁、消毒容器
	◆认真揉搓双手至少 15 s,应注意清洗双手所有皮肤,具体揉搓步骤按"七步洗手法",充分搓洗手掌心、手背、指缝、手指关节、拇指、指尖、手腕上 10 cm(图 2-3)	• 注意指背、指尖和指缝等处清洗干净
	◆打开水龙头,用流水彻底冲净双手,关闭水龙头,取适量护手液护肤	• 用流水可避免污水污染双手
3.干燥手	◆用干手器吹干或消毒纸巾擦干手	• 避免二次污染
▲卫生手消毒		
1.涂速干手消毒剂	◆取适量的速干手消毒剂于掌心	• 手消毒剂无异味、无刺激性,医务人员对其应有良好接受性
2.揉搓至干	◆按"七步洗手法"认真揉搓双手至少 15 s;揉搓时保证手消毒剂完全覆盖手部皮肤,直至手部干燥	

续表

操作程序	操作步骤	要点说明
评价		
	◆清洗双手所有皮肤	
	◆监测的细菌菌落总数符合卫生手消毒	
	标准	

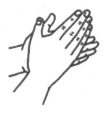

(a) 掌心相对揉搓

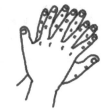

(b) 手指交叉,掌心对手背揉搓

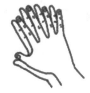

(c) 手指交叉,掌心相对揉搓

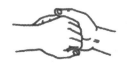

(d) 弯曲手指关节在掌心揉搓

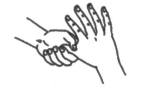

(e) 拇指在掌中揉搓

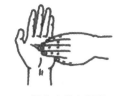

(f) 指尖在掌心揉搓

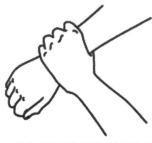

(g) 握住手腕回旋摩擦,交换进行

图 2-3　七步洗手法

3. 注意事项

（1）操作程序要正确,手的各部位均被揉搓到。

（2）保持工作服和周围环境不被污染。

第四节　无菌技术

无菌技术是预防医院感染基本而重要的技术,医护人员必须熟练掌握并严格遵守。

一、概念

（1）无菌物品：经过物理或化学方法灭菌后保持无菌状态的物品。

（2）无菌区：经过灭菌处理后未被污染的区域。

（3）非无菌区：未经过灭菌处理或经灭菌处理后又被污染的区域。

（4）无菌技术：在执行医疗护理操作过程中防止无菌物品、无菌区域被污染，防止一切微生物侵入机体或传播给他人的一系列操作技术和管理方法。

二、无菌技术操作原则

（一）操作前准备

1. 环境准备 操作环境应宽敞、定期消毒；操作台面清洁、平坦、干燥，物品摆放合理；操作前 30 min 停止清扫工作及更换床单等，减少走动，避免尘埃飞扬。

2. 医护人员准备 着装符合无菌操作要求。操作前戴好帽子、口罩，修剪指甲、洗手，必要时穿无菌衣、戴无菌手套。

（二）操作中保持无菌

（1）进行无菌操作时，首先明确区分无菌区、非无菌区及无菌物品、非无菌物品。无菌物品若已有污染或怀疑污染应立即更换或重新灭菌。

（2）取用无菌物品时应用无菌持物钳或无菌镊子；无菌物品一经取出不可放回无菌容器内；取放无菌物品时，操作者应面向无菌区并与无菌区保持一定距离，手不可接触无菌物品，手臂应保持在腰部或治疗台面以上，不可跨越无菌区；操作时不可面向无菌区咳嗽、谈笑、打喷嚏。

（3）一套无菌物品只能供一位患者使用，以防止交叉感染。

（三）无菌物品管理

（1）无菌物品需存放于无菌包或无菌容器内，不可暴露于空气中。

（2）物品标志明显、摆放有序，无菌物品与非无菌物品应分开放置。

（3）无菌包或无菌容器外须注明物品的名称、消毒灭菌日期，存放于清洁、干燥、固定的地方，并按失效日期的先后顺序摆放。定期检查无菌物品保存情况，在未被污染的情况下，有效期为 7 天，过期或受潮应重新灭菌。

三、无菌技术基本操作

（一）无菌持物钳的使用

无菌持物钳是专门用于夹取或传递无菌物品的器械。临床上常用的有卵圆钳、三叉钳和长、短镊子(图 2-4)。卵圆钳有直头和弯头两种，可用于夹取刀、剪、钳、镊、弯盘、治疗碗等无菌物品，两环平行紧贴，不能用于夹取较大物品；三叉钳用于夹取盆、盒、瓶、罐等较重的物品；镊子用于夹取棉球、棉签、针头、注射器、敷料、缝针等较小的物品。

1. 目的 用于取放和传递无菌物品。

2. 操作流程 见表 2-3。

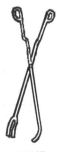 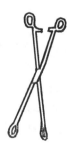 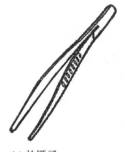 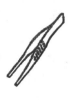

(a) 三叉钳   (b) 卵圆钳   (c) 长镊子   (d) 短镊子

图 2-4 无菌持物钳的种类

表 2-3 无菌持物钳的使用操作流程

操作程序	操作步骤	要点说明
评估		
	◆操作区域是否整洁、宽敞、安全；操作台是否清洁、干燥、平坦	
	◆根据夹取物品种类选择合适的持物钳	
	◆无菌物品及无菌持物钳放置是否合理	
准备		
1.操作者准备	◆着装整洁，剪指甲，洗手、戴口罩	
2.用物准备	◆无菌持物钳及无菌存放容器	
	①湿式保存法：无菌持物钳经高压灭菌后存放于盛有消毒液的广口有盖无菌容器内，容器的深度与持物钳的长度比例合适(图 2-5)	• 消毒液应浸没无菌持物钳轴节上 2～3 cm 或镊子长的 1/2 • 每个容器只能放置 1 把无菌持物钳
	②干燥保存法：盛有无菌持物钳的无菌干燥容器保存于无菌包内	• 集中治疗前开包，有效期为 4 h
	◆所夹取或传递的为无菌物品	
3.环境准备	◆操作区域整洁、宽敞、安全；操作台清洁、平坦、干燥	• 30 min 前停止打扫，减少人员走动，关好门窗
实施		
1.查对	◆检查无菌持物钳的有效期	
2.取持物钳	◆打开浸泡容器盖，用右手拇指和无名指勾住持物钳两环，食指和中指固定轴节上端，手持上 1/3 部分，将钳移至容器中央，使钳端向下、垂直、闭合取出(图 2-6)	• 不可在容器盖闭合时从盖孔中取放无菌持物钳 • 钳端不可触及容器口边缘及液面以上的容器内壁
3.正确使用	◆使用过程中钳端始终保持向下，不可倒转	• 防止消毒液倒流而污染钳端

续表

操作程序	操作步骤	要点说明
	◆持物钳只能在持物者的腰部以上水平移动,不可过高或过低	• 防止在视线以外造成污染
4. 及时放回	◆用后闭合钳端,立即垂直放回容器,浸泡时将轴节打开,钳端分开	• 钳端、轴节充分与消毒液接触
评价		
	◆操作者衣帽穿戴整齐,洗手、戴口罩	
	◆取放持物钳时钳端向下、垂直、闭合,用后及时放回容器,并打开轴节	
	◆使用时钳端保持向下,未触及非无菌区,保持无菌状态	

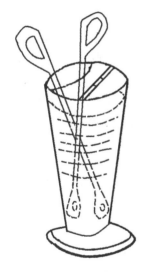

图 2-5　湿式保存法

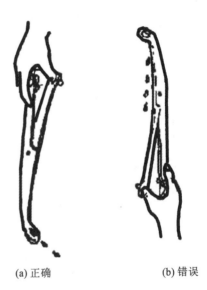

(a) 正确　　　　(b) 错误

图 2-6　使用无菌持物钳法

3. 注意事项

(1)无菌持物钳只能用于夹取无菌物品,不能夹取油纱布或进行换药、消毒等操作。

(2)取放无菌持物钳时,手指不可触摸其浸泡部位。

(3)无菌持物钳使用后应立即放回容器内,不得在空气中暴露过久;到远处夹取无菌物品,应连同盛放容器一同搬移,就地使用,防止钳端在空气中暴露过久被污染。

(4)无菌持物钳一旦被污染或疑被污染时,不得再使用或放回容器内,应重新灭菌。

(5)无菌持物钳及其容器应定期消毒。浸泡存放时,一般病房每周更换 1 次,使用频率较高的部门,如手术室、门诊换药室、注射室等使用频繁的科室,每日更换 1 次。干燥存放应每 4 h 更换 1 次。

(二)无菌容器的使用

无菌容器是指用于盛放无菌物品并将其保持无菌状态的容器。常用的无菌容器有无菌盒、罐、盘等。无菌容器内盛灭菌器械、棉签、纱布等。

1. 目的 用于盛放无菌的物品并保持无菌状态。

2. 操作流程 见表 2-4。

表 2-4 无菌容器的使用操作流程

操作程序	操作步骤	要点说明
评估		
	◆操作区域是否整洁、宽敞、安全；操作台是否清洁、干燥、平坦	
	◆根据盛放物品的种类选择适宜的无菌容器	• 物品摆放是否合理
准备		
1.操作者准备	◆着装整洁，剪指甲，洗手、戴口罩	
2.用物准备	◆无菌持物钳、盛放无菌物品的容器	
3.环境准备	◆操作区域整洁、宽敞、安全；操作台清洁、平坦、干燥	• 30 min 前停止打扫，减少人员走动，关好门窗
实施		
1.查对	◆检查无菌容器名称、灭菌日期、有效期、灭菌标识、密闭性	• 超过有效期、密闭不严，不可使用
2.打开无菌容器盖	◆打开容器盖，平移离开容器，内面向上置于稳妥处或拿在手中(图 2-7)	• 拿盖时手勿触及盖的内面和边缘，防止污染盖内面
3.取无菌物品	◆用无菌持物钳从无菌容器内夹取无菌物品	• 钳不可触及容器边缘及外面
4.关闭无菌容器	◆用物取出后立即将盖翻转使内面向下，移至容器口上方盖严	
5.持无盖无菌容器	◆手持无菌治疗碗或无菌治疗盘时，应托住容器底部(图 2-8)	• 手不能触及容器边缘及内面
评价		
	◆操作者衣帽穿戴整齐，洗手，戴口罩	
	◆无菌物品、无菌容器、无菌持物钳未被污染	

3. 注意事项

（1）打开有盖的无菌容器时，不可在容器上方直接翻转盖子，以免跨越无菌区。

（2）使用无菌容器时，不可污染容器及盖的内面和边缘；夹取无菌容器内物品时，无菌持物钳及无菌物品不可触及容器的边缘。

（3）无菌物品从无菌容器内一经取出，即使未被使用，也不可再放回无菌容器内。

（4）无菌容器应定期灭菌，一般每周 1 次。常用敷料罐应每天更换灭菌。无菌容器打开后，应记录日期、时间，有效使用时间为 24 h。

（三）无菌包的使用

无菌包是指用无菌包布包裹无菌物品，使之保持无菌状态的包裹。无菌包的包布通常选择致密、质厚、未脱脂的棉布制成双层包布。

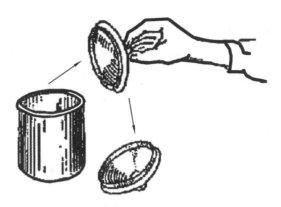

图 2-7 打开无菌容器法

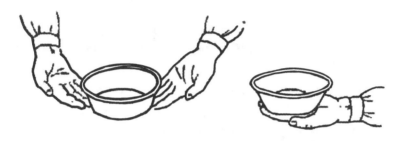

图 2-8 持无菌容器法

1. 目的 供无菌操作用。

2. 操作流程 见表 2-5。

表 2-5 无菌包的使用操作流程

操作程序	操作步骤	要点说明
评估		
	◆操作区域是否整洁、宽敞、安全;操作台是否清洁、干燥、平坦	
	◆根据操作目的选择适宜的无菌包	• 物品摆放是否合理
准备		
1. 操作者准备	◆着装整洁,剪指甲,洗手、戴口罩	
2. 用物准备	◆无菌持物钳、无菌包、盛放无菌包内物品的容器、签字笔、标签、治疗盘	• 无菌包内放器械、敷料、治疗巾等
3. 环境准备	◆操作区域整洁、宽敞、安全;操作台清洁、平坦、干燥	• 30 min 前停止打扫,减少人员走动,关好门窗
实施		
▲包扎法		
1. 放物	◆将需消毒灭菌的物品放在包布中央,化学指示卡置于其中,玻璃类物品需先用棉垫包裹	• 防止玻璃类物品被碰撞而损坏

操作程序	操作步骤	要点说明
2.包扎	◆用包布近侧一角向上折叠盖住物品,再盖好左、右两角,并将角尖端向外翻折;盖上最后一角后,用带子以"十"字形扎紧或用化学指示胶带粘贴封包	• 防止开包时污染包布的内面
3.标记	◆贴上标签,注明物品名称及灭菌日期,将其灭菌后备用(图 2-9)	
▲开包法		
1.查对	◆检查无菌包外的名称、灭菌日期、有效期、灭菌标识、密闭性、有无潮湿或破损	• 若超过有效期、密闭不严、有潮湿或破损不可使用
2.打开无菌包	◆将无菌包放在清洁、平坦、干燥的操作台上,解开系带,卷放在包布下,逐层打开。打开包布时手仅可触及包布四角外面,不可跨越无菌区	• 不可放在潮湿处,以防污染 • 若是双层包裹的无菌包,内层包布需用无菌持物钳打开
	◆用无菌持物钳夹取所需物品,放入备好的无菌区内;若包内物品未用完,按原折痕包好,注明开包时间	• 所剩物品 24 h 内可再使用;若包内物品被污染或包布受潮,则需重新灭菌处理
	◆如需将包内物品全部取出,将包托在手上打开,另一只手抓住包布四角,稳妥地将包内物品放于无菌区内(图 2-10)	• 投放时,手托包布使无菌面朝向无菌区
3.记录	◆若为第一次打开应注明开包日期、时间	• 有效期为 24 h
评价		
	◆操作者衣帽穿戴整齐,洗手、戴口罩	
	◆包扎无菌包方法正确,松紧适宜	
	◆开关无菌包时手未触及包布内面及无菌物品	
	◆准确注明开包日期、时间	

3. 注意事项

(1) 无菌物品一经取出,即使未被污染也不可放回无菌包内。

(2) 打开的无菌包应尽快包好,防止无菌物品暴露过久被污染。

(四)铺无菌盘法

1. 目的 将无菌治疗巾铺在清洁、干燥的治疗盘内,形成一无菌区域,放置无菌物品,以备治疗、护理操作用。

2. 操作流程 见表 2-6。

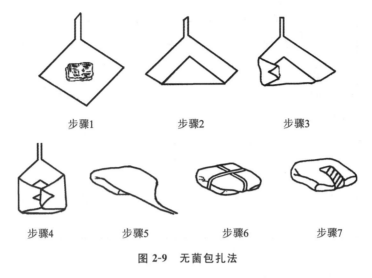

步骤1　　　　　步骤2　　　　　步骤3

步骤4　　　步骤5　　　步骤6　　　步骤7

图 2-9　无菌包扎法

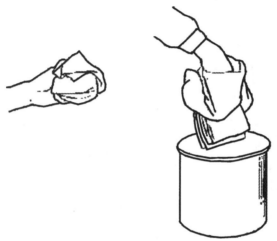

图 2-10　一次用完无菌包内物品取用法

表 2-6　铺无菌盘法操作流程

操作程序	操作步骤	要点说明
评估	◆操作环境、治疗盘是否清洁、干燥	
	◆无菌治疗巾是否在有效期内	
计划		
1.操作者准备	◆着装整洁,剪指甲、洗手、戴口罩	
2.用物准备	◆无菌持物钳、盛放治疗巾的无菌包、无菌物品、签字笔、标签、治疗盘	•治疗盘应清洁、干燥
3.环境准备	◆操作区域整洁、宽敞、安全;操作台清洁、平坦、干燥	

续表

操作程序	操作步骤	要点说明
实施		
1.查对	◆检查无菌包的名称、灭菌日期、有效期、灭菌标识、密闭性、有无潮湿或破损	• 若超过有效期、密闭不严、有潮湿或破损不可使用
2.取治疗巾	◆打开无菌包,用无菌持物钳取一块无菌治疗巾放于治疗盘内。若治疗巾一次未用完,按要求包好无菌包,注明开包时间	• 治疗巾折叠法。①横折法:将治疗巾横折 1 次后,纵折 1 次,然后重复 1 遍,适用于单层铺盘法(图2-11)。②纵折法:纵折 2 次,再横折 2 次,开口边向外,适用于双层铺盘法(图2-12)
3.铺盘		
(1)单层铺盘	◆双手捏住无菌治疗巾一边的两角外面,轻轻抖开,双折铺在治疗盘上;上层折成扇形,边缘朝外	• 打开治疗巾时,与盘保持一定高度,防止治疗巾被污染
		• 治疗巾内面构成无菌区
	◆放入无菌物品	• 手不可跨越无菌区
	◆拉平扇形折叠层覆盖于物品上,上、下层边缘对齐;将开口处向上折叠两次,两侧边缘分别向下折叠一次(图2-13)	• 保持物品的无菌状态
		• 备好的无菌盘若未立即使用需注明铺盘时间
(2)双层铺盘	◆双手捏住无菌治疗巾一边的两角外面,轻轻抖开,由远至近,三折为双底层,上层折成扇形,边缘朝外	• 打开治疗巾时,与盘保持一定高度,防止治疗巾被污染
	◆放入无菌物品、覆盖、折叠(图2-14)	• 手不可触及无菌巾内面
评价		
	◆操作者衣帽穿戴整齐,洗手、戴口罩	
	◆无菌物品及无菌区未被污染	
	◆无菌巾内物品放置有序,使用方便	
	◆准确记录铺盘时间	

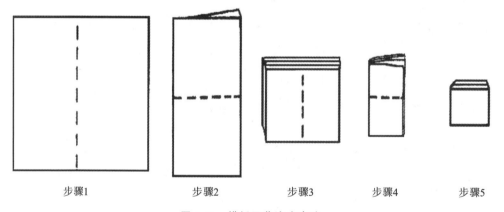

步骤1　　　　　步骤2　　　　　步骤3　　　　　步骤4　　　　　步骤5

图 2-11　横折无菌治疗巾法

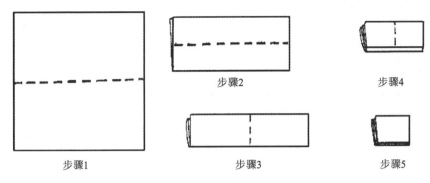

步骤2

步骤4

步骤1

步骤3

步骤5

图 2-12 纵折无菌治疗巾法

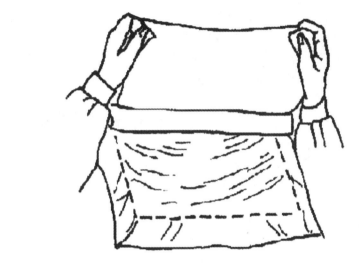

图 2-13 单层铺盘法

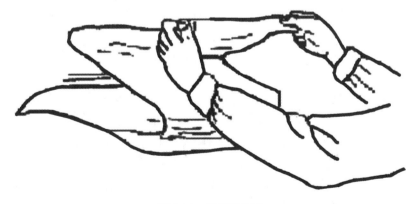

图 2-14 双层铺盘法

3. 注意事项

(1) 铺无菌盘的区域应保持清洁、干燥,避免无菌巾受潮,覆盖无菌巾时,应边缘对齐。

(2) 手、衣物等非无菌物品不可触及无菌巾的无菌面,不可跨越无菌区。

(3) 铺好的无菌盘应尽快使用,有效期不得超过 4 h。

（五）取用无菌溶液法

1. 目的 供护理操作用。

2. 操作流程 见表2-7。

表2-7 取用无菌溶液法操作流程

操作程序	操作步骤	要点说明
评估		
	◆操作环境是否清洁、宽敞	
	◆无菌溶液的名称、量、有效期和用途	
准备		
1.操作者准备	◆着装整洁,剪指甲,洗手,戴口罩	
2.用物准备	◆无菌溶液、启瓶器、弯盘,盛放无菌溶液的容器,治疗盘内备消毒溶液、棉签、签字笔	
3.环境准备	◆操作区域整洁、宽敞、安全;操作台清洁、平坦、干燥	
实施		
1.查对	◆检查无菌溶液的名称、浓度、生产日期、有效期、开启日期;倒转瓶体,对光检查溶液质量(有无变色、浑浊、沉淀);检查瓶盖有无松动,瓶体有无裂缝	• 若超过有效期、密闭不严、溶液质量有改变则不可使用
2.打开无菌溶液	◆取所需无菌溶液的密封瓶,擦净瓶外灰尘并用启瓶器撬开瓶盖	
	◆用双手将瓶的橡胶塞边缘向上翻起,消毒瓶口及下部,一手食指及中指套住瓶塞将其旋转拉出(手不可接触瓶口及瓶塞的塞入部分)	• 如为非外翻胶塞,常规消毒瓶口及瓶塞并消毒手指。用已消毒的手指松动瓶塞,捏住瓶塞边缘取出(手不能触及瓶口及瓶塞内面)
3.倒取溶液	◆另一手持溶液瓶,瓶上标签向掌心,先倒出少量溶液冲洗瓶口,再由原处倒出溶液至无菌容器中(图2-15)	• 倒溶液时,瓶口距离污碗和无菌容器的高度为5~6 cm,防止水珠回溅,污染瓶口;勿将瓶签浸湿
4.盖瓶塞	◆倒毕,塞紧瓶塞,消毒后盖好	
5.记录	◆若为第一次打开,在瓶签上注明开瓶日期、时间及用途	• 已打开但未用完的溶液有效期为24 h
评价		
	◆操作者衣帽穿戴整齐,洗手,戴口罩	
	◆取出及剩余溶液均未被污染;瓶签未浸湿,瓶口未污染,液体未溅到操作台面	

3. 注意事项

（1）倒溶液时,溶液瓶应与无菌溶液保持一定距离,不可触及无菌容器;也不可将无菌或非无菌物品伸入无菌溶液瓶内蘸取,已倒出的溶液不可倒回瓶中。

（2）翻转瓶塞时,手不可触及瓶塞盖住瓶口的部分。

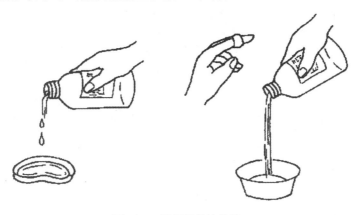

图 2-15 取用无菌溶液法

（六）无菌手套的使用法

1. 目的 在进行严格的医疗护理操作(如手术、穿刺、导尿)时保证无菌效果。

2. 操作流程 见表 2-8。

表 2-8 无菌手套的使用法操作流程

操作程序	操作步骤	要点说明
评估		
	◆操作目的、操作环境	
	◆无菌手套的型号和有效期	
准备		
1.操作者准备	◆着装整洁,剪指甲,洗手,戴口罩,取下手表	
2.用物准备	◆无菌手套、弯盘	
3.环境准备	◆操作区域整洁、宽敞、安全;操作台清洁、平坦、干燥	
实施		
1.查对	◆检查无菌手套袋外的号码、灭菌日期,包装是否完整、干燥	• 选择适合操作者手掌大小的号码
2.打开手套袋	◆将手套袋平放在清洁、平坦、干燥的操作台上打开;取出滑石粉包,转身涂擦双手	• 不可面向无菌区涂滑石粉,以防粉末溅于无菌面上
3.戴无菌手套	◆分次提取法:一手揭开手套袋开口处,另一手捏住一只手套的反折部(手套内面)取出,对准五指戴上;未戴手套的手揭开另一只袋口,用戴好手套的手指插入另一只手套的反折内面(手套外面),取出手套戴好	• 戴手套时,防止手套的无菌面(外面)触及任何非无菌物品及区域

续表

操作程序	操作步骤	要点说明
	◆一次性提取法:双手同时揭开手套袋开口处,检查手套方向,若一致则分别用手捏住两只手套的反折部取出;双手五指对齐,先戴一只手,用戴好手套的手插入另一手套的反折部分同法戴好(图2-16)	
4.调整	◆调整手套位置,将手套的翻边扣套在工作服衣袖外面,双手对合,交叉检查是否漏气,并调整手套位置	• 双手对合,交叉调整手套位置,推擦手指与手套贴合 • 不可强拉手套
5.保持等待姿势	◆双手交叉相握于胸前,保持一定的距离,以保证手套的无菌	• 手臂应保持在腰以上、肩以下范围内活动
6.冲洗	◆冲净手套上的污迹	
7.脱手套	◆一手捏住另一手套腕部外面翻转脱下;用脱下手套的手插入另一手套内,将其向下翻转脱下	• 勿使手套外面接触到皮肤 • 避免强力拉扯手套
8.处理	◆弃置手套于黄色医疗垃圾袋内	
9.洗手	◆洗手、脱口罩	
评价		
	◆操作者衣帽穿戴整齐,洗手、戴口罩	
	◆操作始终在腰部或操作台面以上水平进行,手套没有被污染;戴、脱手套时未强行拉扯手套	
	◆滑石粉未撒落于手套和无菌区内	

3. 注意事项

(1) 手套外面为无菌区,应保持无菌。未戴手套的手不可触及手套的外面,已戴手套的手不可触及未戴手套的手及手套的内面。

(2) 戴手套后如发现手套破损或不慎被污染,应立即更换。

(3) 不可强力拉手套边缘或手指部分,以免损坏。

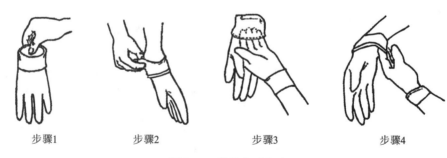

步骤1　　　　步骤2　　　　步骤3　　　　步骤4

图 2-16　戴无菌手套法

第五节 隔 离 技 术

隔离(isolation)是采用各种方法、技术,防止病原体从患者及携带者传播给他人的措施。通过隔离可以切断感染链,将传染源、高度易感人群安置在指定地点和特殊环境中,暂时避免和周围人接触,防止病原微生物在患者、工作人员及媒介物中扩散。2009 年 12 月 1 日起实施的《医院隔离技术规范》是当前医院隔离工作的指南。

一、隔离的基本知识

(一) 隔离的目的
控制传染源、切断传播途径、保护易感人群。

(二) 隔离区域的设置和划分

1. 隔离区域的设置 传染病区与普通病区分开,并远离食堂、水源和其他公共场所;相邻病区楼房相隔大约 30 m,侧面防护距离为 10 m,以防空气对流传播;病区设多个出入口,以便工作人员与患者分门进出。

2. 隔离区域的划分

(1) 清洁区:进行呼吸道传染病诊治的病区中不易受到患者血液、体液和病原微生物等物质污染及传染病患者不应进入的区域。包括医务人员的值班室、卫生间、男女更衣室、浴室以及储物间、配餐间等。

(2) 污染区:进行呼吸道传染病诊治的病区中传染病患者和疑似传染病患者接受诊疗的区域,包括被其血液、体液、分泌物、排泄物污染物品暂存和处理的场所。包括病室、处置室、污物间以及患者入院、出院处理室等。

(3) 潜在污染区:进行呼吸道传染病诊治的病区中位于清洁区与污染区之间,有可能被患者血液、体液和病原微生物等物质污染的区域。包括医务人员的办公室、治疗室、护士站、患者用后的物品、医疗器械等的处理室、内走廊等。

(4) 两通道:进行呼吸道传染病诊治的病区中的医务人员通道和患者通道。医务人员通道、出入口设在清洁区一端,患者通道、出入口设在污染区一端。

3. 隔离单位的划分

(1) 以患者为单位划分:每个患者有独立的环境与用具,与其他患者进行隔离,称之为床边隔离。

(2) 以病种为单位划分:同病种患者可同住一室;病原体不同者,分室收治。

(3) 未被确诊、发生混合感染、有烈性传染性及危重患者,应住单间隔离。

(三) 标准预防

标准预防是基于患者的血液、体液、分泌物(不包括汗液)、非完整皮肤和黏膜均可能含有感染性因子的原则,针对医院所有患者和医务人员采取的一组预防感染措施。它包括手卫生,根据预期可能的暴露选用手套、隔离衣、口罩、护目镜或防护面罩,以及安全注射。

二、隔离原则

（1）在标准预防的基础上，医院应根据疾病的传播途径（接触传播、飞沫传播、空气传播和其他途径传播），结合本院的实际情况，制订相应的隔离与预防措施。

（2）一种疾病可能有多种传播途径时，应在标准预防的基础上，采取相应传播途径的隔离与预防。

（3）隔离病室应有隔离标志，并限制人员的出入。黄色表示空气传播的隔离，粉色表示飞沫传播的隔离，蓝色表示接触传播的隔离。

（4）传染病患者或可疑传染病患者应安置在单人隔离房间。

（5）受条件限制的医院，同种病原体感染的患者可安置于一室。

三、终末消毒处理

终末消毒处理是指传染源离开疫源地后，对疫源地进行的一次彻底的消毒。如传染病患者出院、转院或死亡后，对病室进行的最后一次消毒。

1. 患者的终末消毒处理　患者解除隔离后、转科、出院前沐浴、换上清洁衣服，个人用物消毒后一并带出。若患者死亡，衣物原则上一律焚烧，尸体须用中效以上消毒剂进行消毒处理，用消毒液浸透的棉球填塞口、鼻、耳、肛门、阴道等孔道，再用一次性尸单包裹尸体，运至传染科太平间。

2. 病室及用物的终末消毒处理　关闭门窗、摊开棉被、竖起床垫、打开床旁桌，用消毒液熏蒸消毒，消毒后打开门窗通风；用消毒液擦拭家具、地面。用消毒液浸泡体温计，在熏蒸箱内消毒血压计及听诊器；被服类消毒处理后再清洗，床垫、棉胎、枕芯可用紫外线照射或用日光曝晒法消毒（表2-9）。

表 2-9　传染病污染物品的消毒法

类　　别	消 毒 方 法
病室房间	2%过氧乙酸溶液熏蒸 30～120 min，20 mg/m³ 臭氧消毒 30 min
病室地面、墙壁、家具	0.2%～0.5%过氧乙酸溶液、0.1%～0.2%有效氯溶液擦拭
医用金属、橡胶、玻璃、搪瓷	消毒剂浸泡、煮沸及高压蒸汽灭菌等
血压计、听诊器等	环氧乙烷、甲醛熏蒸，0.2%～0.5%过氧乙酸溶液擦拭消毒
体温计	1%过氧乙酸溶液浸泡 30 min 连续两次或 0.01%有效氯溶液浸泡 30 min
餐具、茶具、药杯	0.05%有效氯溶液浸泡 30 min，0.2%～0.5%过氧乙酸溶液浸泡、煮沸 30 min，环氧乙烷熏蒸、微波消毒法或高压蒸汽灭菌
信件、书报、票证	甲醛或环氧乙烷熏蒸消毒
衣物、布类	0.05%有效氯溶液浸泡 30 min、日光曝晒、紫外线照射、煮沸消毒、高压蒸汽灭菌

续表

类　　别	消　毒　方　法
枕芯、被褥、毛纺织品	日光曝晒、紫外线照射、环氧乙烷熏蒸消毒
排泄物、分泌物、呕吐物	排泄物、呕吐物用漂白粉干粉搅拌,放置 2 h 后倒掉;痰置于蜡纸盒内焚烧
剩余食物	煮沸 30 min 后倒掉
垃圾	焚烧,不能燃烧垃圾用 0.2% 有效氯溶液浸泡 30 min 掩埋
污水	用高效氯溶液和漂白粉进行消毒
痰盂、便器	消毒液浸泡

四、隔离种类与措施

目前,隔离预防主要是在标准预防的基础上,实施两大类隔离:一是基于切断传播途径的隔离;二是基于保护易感人群的隔离。

(一)基于切断传播途径的隔离预防

目前确认的感染性病原微生物的传播途径主要有三种:接触传播、空气传播和飞沫传播。通过多种途径传播的感染性疾病应联合应用多种隔离预防措施。

1. 接触传播的隔离与预防　病原体通过手、媒介物直接或间接接触导致的传播称为接触传播。经接触传播的疾病如肠道感染、多重耐药菌感染、皮肤感染等的患者,在标准预防的基础上,还应采取以下隔离措施。

(1)应限制患者的活动范围。

(2)隔离病室用蓝色隔离标志。

(3)应减少患者的转运,如需要转运时,应采取有效措施,减少对其他患者、医务人员和环境表面的污染。

(4)进入隔离病室必须戴好口罩、帽子,从事可能污染工作服的操作时,应穿隔离衣;离开病室前,脱下隔离衣,按要求悬挂,每天更换、清洗与消毒;或使用一次性隔离衣,用后按医疗废物管理要求进行处置。接触甲类传染病应按要求穿防护服,离开病室前,脱去防护服,防护服按医疗废物管理要求进行处置。

(5)接触隔离患者的血液、体液、分泌物、排泄物等物质时,应戴手套;离开隔离病室前,接触污染物品后应摘除手套,洗手和(或)手消毒。手上有伤口时应戴双层手套。

2. 空气传播的隔离与预防　接触经空气传播的疾病,如肺结核、水痘等,在标准预防的基础上,还应采取以下隔离措施。

(1)隔离病室使用黄色隔离标志。

(2)相同病原引起感染的患者可同居一室,通向走廊的门窗须关闭。有条件时尽量使隔离病室远离其他病室。无条件收治时,应尽快转送至有条件收治呼吸道传染病的医疗机构进行收治,并注意转运过程中医务人员的防护。

(3)当患者病情容许时,应戴外科口罩,定期更换,并限制其活动范围。

（4）应进行严格的空气消毒。

（5）医务人员应严格按照区域流程，在不同的区域，穿戴不同的防护用品，离开时按要求摘脱，并正确处理使用后的物品。

（6）进入确诊或可疑传染病患者的房间时，应戴帽子、医用防护口罩；进行可能产生喷溅的诊疗操作时，应戴防护目镜或防护面罩，穿防护服，当接触患者及其血液、体液、分泌物、排泄物等物质时应戴手套。

3. 飞沫传播的隔离与预防　接触经飞沫传播的疾病，如百日咳、白喉、流行性感冒、病毒性腮腺炎、流行性脑脊髓膜炎等，在标准预防的基础上，还应采取以下隔离措施。

（1）隔离病室使用粉色隔离标志。

（2）应减少转运，当需要转动时，医务人员应注意防护。

（3）患者病情容许时，应戴外科口罩，并定期更换。应限制患者的活动范围。

（4）患者之间、患者与探视者之间相隔距离在 1 m 以上，探视者应戴外科口罩。

（5）加强通风，或进行空气消毒。

（6）医务人员应严格按照区域流程，在不同的区域，穿戴不同的防护用品，离开时按要求摘脱，并正确处理使用后的物品。

（7）与患者近距离（1 m 以内）接触，应戴帽子、医用防护口罩；进行可能产生喷溅的诊疗操作时，应戴护目镜或防护面罩，穿防护服；当接触患者及其血液、体液、分泌物、排泄物等物质时应戴手套。

4. 其他传播途径疾病的隔离与预防　应根据疾病的特性，采取相应的隔离与防护措施。

（二）基于保护易感人群的隔离预防

保护性隔离（protective isolation）也称反向隔离，适用于抵抗力低或极易感染的患者，如严重烧伤、白血病、器官移植及免疫缺陷患者及早产儿等。

主要预防措施如下：

（1）设单间隔离室，患者住单间病室。室内空气、地面、家具等均应严格消毒并通风换气。

（2）工作人员进入病室应戴帽子、口罩、手套，穿隔离衣及拖鞋。接触患者前、后均应洗手。

（3）凡患呼吸道疾病者或咽部带菌者（包括工作人员）均应避免接触患者，探视者应采取相应的隔离措施。

（4）未经消毒处理的物品不可带入隔离室。

五、隔离技术基本操作方法

（一）帽子、口罩使用法

1. 目的　保护工作人员及患者，避免飞沫污染清洁物品或无菌物品；帽子可防止工作人员的头屑落下、头发散乱或者被污染。

2. 操作流程　见表 2-10。

表 2-10 帽子、口罩使用法操作流程

操作程序	操作步骤	要点说明
评估		
	◆患者患病种类、手的污染程度	
	◆患者及家属对隔离要求的理解程度	
准备		
1.操作者准备	◆着装整洁,举止大方,剪指甲,洗手	
2.用物准备	◆口罩、帽子和污物袋	
3.环境准备	◆操作区域清洁、宽敞	
实施		
1.戴帽子	◆将帽子遮住全部头发,戴妥	• 帽子应大小合适
2.戴口罩		
▲戴纱布口罩	◆将口罩戴上,遮住口鼻及下巴,口罩下方带系于颈后,上方带系于头顶中部	• 戴上口罩后,不可用污染的手触摸口罩
▲戴外科口罩	◆将口罩罩住鼻、口及下巴,口罩下方带系于颈后,上方带系于头顶中部	• 如系带是耳套式,分别将系带系于左、右耳后
	◆将双手指尖放在鼻夹上,从中间位置开始,用手指向内按压,并逐步向两侧移动,根据鼻梁形状塑造鼻夹	• 不应一只手按压鼻夹
	◆调整系带的松紧度,检查闭合性	• 确保不漏气
3.取下口罩	◆口罩使用后应及时取下,向内折叠污染面,将口罩放入胸前小口袋或小塑料袋内	• 口罩不可挂于胸前,手不可接触口罩污染面;脱口罩前、后应洗手 • 布制帽子口罩要勤清洁、消毒
4.处理	◆离开污染区之前将口罩、帽子放入特定的污物袋内,以便集中处理	• 使用一次性口罩不应超过 4 h,纱布口罩每天更换,污染时随时更换
评价		
	◆戴、脱帽子和口罩的方法正确	
	◆保持帽子和口罩的清洁、干燥,并及时更换	
	◆口罩不戴时不可任其悬挂于胸前	

3. 注意事项

(1) 帽子使用时应遮住全部头发,口罩应遮住口鼻,不可用污染的手接触口罩。

(2) 戴上口罩后避免咳嗽和不必要的谈话。

(3) 每次接触严密隔离患者后立即更换口罩;使用中口罩如有污染或潮湿立即更换。

(4) 一次性口罩使用不超过 4 h;纱布口罩应每天更换。

(二) 避污纸的使用法

避污纸是在进行简单的隔离操作时,为省略消毒手续并保持双手或物品不被污染而准备的清洁纸片。用避污纸时应从页面抓取,不可掀页撕取(图 2-17),以保持一面为清洁面,同时防止污染下一张避污纸。避污纸用后应弃至污物桶内,集中焚烧处理。

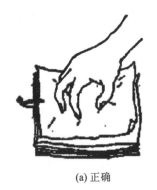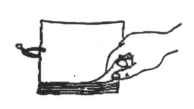

(a) 正确　　　　　　　　　　　　　(b) 错误

图 2-17　避污纸使用法

(三) 穿脱隔离衣法

1. 目的　保护医护人员和患者,避免交叉感染。

2. 操作流程　见表 2-11。

表 2-11　穿脱隔离衣法操作流程

操作程序	操作步骤	要点说明
评估		
	◆患者的病情、治疗和护理情况	
	◆采取的隔离种类、隔离措施	
	◆患者和家属对所患疾病有关的防治知识、消毒隔离知识的了解程度	
准备		
1.操作者准备	◆着装整洁,举止大方,剪指甲,取下手表,洗手,戴口罩,卷袖过肘	• 七步洗手法 • 冬季卷至前臂中部
2.用物准备	◆隔离衣一件、挂衣架、刷手及泡手设备、操作物品	
3.环境准备	◆操作区域清洁、宽敞	
实施		
▲穿隔离衣(图 2-18)		
(1)取衣	◆手持隔离衣领,将其从衣架上取下	• 取隔离衣时确定衣领、衣内面为清洁面,隔离衣外面为污染面
	◆将隔离衣污染面向外,衣领两端向外折齐;对齐肩峰,露出肩袖内口	• 使清洁面向着护士
(2)穿衣袖	◆一手持衣领,另一手伸入袖内,举起手臂,将衣袖穿上;同法穿好另一只衣袖	• 手不能接触隔离衣的污染面
(3)系衣领	◆双手持衣领,沿衣领前中拉平至颈后,系好领口	

操作程序	操作步骤	要点说明
(4)系袖口	◆系好两袖扣或袖带	• 此时手已被污染,不可触及衣领、口罩、面部和帽子
(5)系腰带	◆从腰部自一侧衣缝将隔离衣的一边向前拉,见到衣边就捏住,同法捏住另一侧	
	◆两手在背后将边缘对齐,向一侧折叠并用手按住;另一只手将腰带拉至背后压住折叠处,在背后交叉腰带,回到前面打一活结系好	• 后侧缘要对齐,折叠处不可松散 • 双臂保持在腰部以上,视线范围内不可进入清洁区,不可接触清洁物品 • 戴好手套,进入隔离区工作
★脱隔离衣(图 2-19)		• 脱去手套,脱隔离衣
(1)解腰带	◆解开腰带,在前面打一个活结	
(2)解袖口	◆解开袖口,在肘部将部分衣袖套塞入工作衣袖之内	• 避免袖口污染隔离衣的清洁面
(3)消毒手	◆洗手或用速干手消毒剂消毒双手	
(4)解领口	◆用消毒过的两手解开并拉松领口	
(5)脱衣袖	◆一手伸入另一侧袖内,拉下袖子过手;再用衣袖遮住的手在外面拉下另一衣袖过手	• 衣袖不可污染手及手臂
(6)对肩缝	◆双手在袖内对齐肩缝,纵折隔离衣	
(7)挂衣钩	◆一手持衣领,另一手对齐隔离衣,将隔离衣挂在衣架上	• 若挂在污染区则污染面向外,若挂在清洁区则清洁面向外
(8)处理	◆不再穿的隔离衣,脱下后清洁面向外,卷好后放入污物袋中	• 应每日更换隔离衣,若有潮湿或污染,应立即更换 • 洗手
评价		
	◆穿脱隔离衣方法正确,符合要求 ◆隔离衣清洁面及清洁物品未被污染 ◆隔离衣保持干燥、无破损	

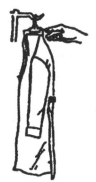 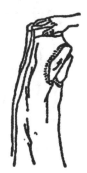 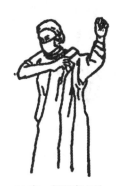 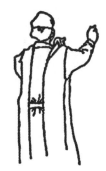

(a)取隔离衣　(b)清洁面朝自己　(c)穿一侧隔离衣袖　(d)穿另一侧隔离衣袖

图 2-18 穿隔离衣

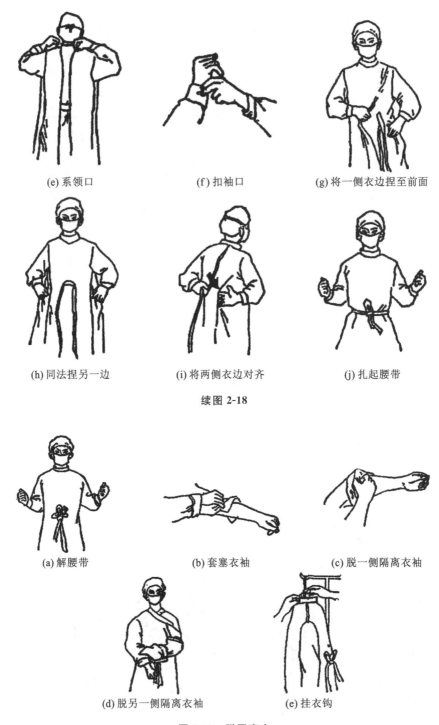

(e) 系领口 　　　　　　(f) 扣袖口 　　　　　(g) 将一侧衣边捏至前面

(h) 同法捏另一边 　　　　(i) 将两侧衣边对齐 　　　　(j) 扎起腰带

续图 2-18

(a) 解腰带 　　　　　　(b) 套塞衣袖 　　　　　(c) 脱一侧隔离衣袖

(d) 脱另一侧隔离衣袖 　　　　　　(e) 挂衣钩

图 2-19　脱隔离衣

3. 注意事项

（1）穿隔离衣前应准备好操作中所需物品,以减少穿、脱隔离衣的次数。

（2）穿隔离衣前应检查隔离衣,以保证无潮湿、无破损,且长短合适,能完全遮盖工作服。

（3）必须分清隔离衣的清洁面和污染面，穿脱时保持衣领及清洁面不被污染，清洁的手不可触及污染面，污染的手不可触及清洁面。

（4）穿隔离衣后，只限在规定区域内活动，不得进入清洁区。

（5）洗手时，隔离衣不得污染洗手设备。

（6）隔离衣应每日更换，如有潮湿或被污染，应立即更换。

（7）挂隔离衣时，若在污染区，污染面朝外，不得露出清洁面；若在半污染区，隔离衣清洁面朝外，不得露出污染面；隔离衣不能挂在清洁区。

（周更苏）

第三章
生命体征的观察与护理

临床情景

患者,男,60 岁,咳嗽、咳痰、发热 3 天,以支气管肺炎收入院。

问题:

1. 如何为该患者测量生命体征?

2. 对该患者应如何护理?

生命体征(vital signs)是体温、脉搏、呼吸和血压的总称。正常情况下,生命体征在一定范围内相对稳定,当机体患病时生命体征会发生不同程度的改变。

第一节　体温的观察与护理

体温(body temperature),也称体核温度(core temperature),是指身体内部胸腔、腹腔和中枢神经的温度,其特点是比较稳定、均匀且较皮肤温度高。

一、正常体温及其生理变化

（一）体温的形成

体温是由糖、脂肪、蛋白质三大营养物质氧化分解而产生的,产生能量的 50％以上迅速转化为热能,以维持体温,并不断地散发到体外;其余不足 50％的能量储存于三磷酸腺苷(ATP)内,供机体利用,最终大部分转化为热能散发到体外。

（二）产热与散热

1. 产热过程　人体以化学方式产热,人体产热的主要器官是肝脏和骨骼肌。人体主要产热方式有寒战性产热和非寒战性产热。

2. 散热过程　人体以物理方式散热,人体最主要的散热器官是皮肤,其次呼吸、排泄也散发部分热量。人体的散热方式有辐射、传导、对流、蒸发四种。

（三）体温调节

人体体温调节主要是通过自主性（生理性）体温调节和行为性体温调节两种方式。自主性体温调节是指机体在下丘脑体温调节中枢的控制下，通过一系列的生理反应，使机体的产热、散热保持平衡，维持相对恒定的体温的一种调节方式。行为性体温调节是机体通过在不同环境中的姿势和行为改变来达到调节体温的目的。

（四）正常体温及其生理变化

1. 正常体温　体温常以口腔、直肠、腋窝等处的温度来代表。不同的测量部位，所测温度略有差异，通常直肠温度＞口腔温度＞腋下温度。体温的平均值及正常范围见表3-1。

温度可用摄氏温度 $t(℃)$ 和华氏温度 $t_F(℉)$ 来表示。摄氏温度和华氏温度的换算公式为

$$\frac{t_F}{℉} = \frac{9}{5}\frac{t}{℃} + 32$$

$$\frac{t}{℃} = \left(\frac{t_F}{℉} - 32\right) \times \frac{5}{9}$$

表 3-1　成人体温平均值及正常范围

部　　位	平　均　温　度	正　常　范　围
口腔	37.0 ℃(98.6 ℉)	36.3～37.2 ℃(97.3～99.0 ℉)
直肠	37.5 ℃(99.5 ℉)	36.5～37.7 ℃(97.7～99.9 ℉)
腋窝	36.5 ℃(97.7 ℉)	36.0～37.0 ℃(96.8～98.6 ℉)

2. 体温的生理变化

（1）年龄：新生儿因体温调节功能不完善，其体温易受环境温度的影响而变动；儿童、青少年由于代谢率高，体温略高于成人，老年人又略低于成年人。

（2）昼夜：正常人体温在 24 h 内呈周期性变化，一般清晨 2—6 时体温最低，下午 2—8 时体温最高。

（3）性别：女性体温较男性稍高，且随月经周期而发生规律性变化，排卵后体温升高。

（4）其他：运动、沐浴、进食、情绪激动、精神紧张等因素均可导致体温出现暂时性增高。安静、睡眠、饥饿、服用镇静剂后可导致体温下降。

二、异常体温的观察与护理

（一）体温过高

体温过高（hyperthermia）又称发热（fever），是由于致热源作用于体温调节中枢或体温调节中枢功能障碍等原因，导致体温超出正常范围。当腋下温度超过 37 ℃或口腔温度超过 37.5 ℃，一昼夜体温波动在 1 ℃以上可称为发热。

1. 发热程度的判断　以口腔温度为例，发热程度可划分为以下几种。

低热：37.3～38.0 ℃(99.1～100.4 ℉)。

中等热：38.1～39.0 ℃(100.6～102.2 ℉)。

高热:39.1～41.0 ℃(102.4～105.8 ℉)。

超高热:41.0 ℃以上(105.8 ℉以上)。

2. 发热过程及症状 一般发热包括三个时期,同时还常有其他伴随症状。

(1)体温上升期:此期主要特点是产热大于散热。患者主要表现为皮肤温度下降、苍白、畏寒、寒战等。

(2)高热持续期:此期主要特点是产热和散热在较高水平上趋于平衡。患者主要表现为皮肤温度升高、潮红、口唇、皮肤干燥、呼吸深而快、心率加快、头痛、头晕、食欲不振、全身不适、软弱无力。

(3)退热期:此期主要特点是散热大于产热,体温恢复至正常水平。患者主要表现为皮肤潮湿、大量出汗。

3. 发热的类型(fever type) 各种体温曲线的形态称为热型。某些发热性疾病具有独特的热型,加强观察有助于对疾病的诊断。

(1)稽留热:体温持续在39.0～40.0 ℃,达数天或数周,24 h波动范围不超过1 ℃,常见于伤寒等。

(2)弛张热:体温在39.0 ℃以上,24 h内温差达1 ℃以上,体温最低时仍高于正常水平,常见于败血症、风湿热等。

(3)间歇热:高热期和无热期交替,有规律地反复出现,即体温骤然升高至39 ℃以上,持续数小时或更长,然后下降至正常或正常以下,经过一个间歇,又反复发作,常见于疟疾等。

(4)不规则热:发热无一定规律,且持续时间不定,常见于流行性感冒、癌性发热等。

4. 护理措施

(1)降温:根据患者情况可选用物理降温或药物降温方法。物理降温有全身用冷和局部用冷两种方法。全身用冷可采用温水或乙醇拭浴方式,达到降温目的。局部用冷采用冷毛巾、冰袋、化学制冷袋、冰帽、降温毯等,通过传导方式散热。必要时可采用药物降温,药物降温时出汗较多,因此使用时应注意药物的剂量,尤其对年老体弱及心血管疾病者应防止出现虚脱或休克现象。不论何种降温措施30 min后应测量体温,并将所测得的体温绘制在体温单上。

(2)病情观察:注意观察体温,一般每天测量4次,高热时应每4 h测量一次,待体温恢复正常3天后,改为每天1～2次。同时还应注意发热类型、程度及经过,注意观察面色、呼吸、脉搏和血压的变化,是否出现肝、脾、淋巴结肿大以及出血、关节肿痛等伴随症状,治疗前、后全身症状有无改善及实验室检查结果如何。

(3)补充营养和水分:高热患者应给予高热量、高蛋白、高维生素、易消化的流质或半流质食物。鼓励患者多饮水,以每天3000 mL为宜,以补充高热消耗的大量水分,并促进毒素和代谢产物的排出。不能进食者,可通过静脉输液、鼻饲等方式补充水分、营养物质、电解质等。

(4)休息:高热者绝对卧床休息,低热者可酌情减少活动。

(5)口腔护理:应在晨起、餐后、睡前协助患者漱口。

(6)皮肤护理:退热出汗时,应随时擦干汗液,更换衣服和床单,保持皮肤的清洁、干燥,防止压疮等并发症出现。

(7)心理护理:对高热患者应进行耐心、细致地心理护理,尽量满足患者的需要,给予精神安慰,以缓解其紧张、焦虑的情绪。

(二)体温过低

体温低于正常称为体温过低。

1. 原因

(1)散热过多:长时期暴露在低温环境中,使机体散热过多、过快;在寒冷环境中大量饮酒,使血管过度扩张、热量散失。

(2)产热减少:重度营养不良、甲状腺功能亢进、极度衰竭,使机体产热减少。

(3)体温调节中枢受损或发育不完善:中枢神经系统功能不良,如颅脑外伤、药物中毒等;新生儿尤其是早产儿因体温调节中枢发育不完善,体温易受外界环境温度的影响而发生变化,也可导致体温过低。

2. 程度 以口腔温度为例,过低程度可划分为以下几种。

轻度:32.0～35.0 ℃(89.6～95.0 ℉)。

中度:30.0～32.0 ℃(86.0～89.6 ℉)。

重度:<30.0 ℃(86.0 ℉),瞳孔散大,对光反射消失。

致死温度:23.0～25.0 ℃(73.4～77.0 ℉)。

3. 症状 患者出现体温下降、脉搏细弱、呼吸频率减慢、血压降低、皮肤苍白冰冷、躁动不安、嗜睡、意识紊乱等症状,晚期可能出现昏迷。

4. 护理措施

(1)提高室温:提供合适的环境温度,维持室温在 22.0～24.0 ℃。

(2)保暖措施:给予毛毯、棉被、电热毯、热水袋、热饮料等,提高机体温度;新生儿可置于暖箱内。

(3)加强病情观察:至少每小时测量体温一次,直至体温恢复至正常且稳定,同时注意观察呼吸、脉搏、血压的变化。

三、体温的测量方法

(一)水银体温计构造

水银体温计又称玻璃体温计,分口表、肛表、腋表三种(图 3-1)。它是一根真空毛细管外带有刻度的玻璃管,玻璃管末端的球部装有水银,称储汞槽,当其受热后,水银会沿毛细管上行,其上行高度与受热程度成正比。体温计毛细管的下端和储汞槽之间有一狭窄部分,使水银遇热膨胀后不能自动下降,从而保证体温读数的正确性。

体温计有摄氏体温计和华氏体温计两种。摄氏体温计的刻度范围是 35.0～42.0 ℃,每 1 ℃之间分成 10 小格,每小格为 0.1 ℃,在 0.5 ℃和 1 ℃刻度处用较粗的线标记。在 37 ℃刻度处则以红色表示,以示醒目。华氏体温计刻度范围是 94.0～108.0 ℉,每 2 ℉之间分成 10 格,每小格 0.2 ℉。

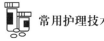

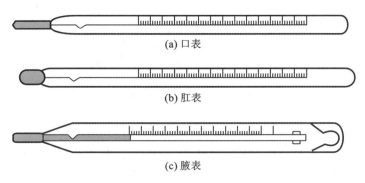

(a) 口表

(b) 肛表

(c) 腋表

图 3-1 水银体温计

知识链接

体温计的种类

体温计种类繁多,目前临床上常用的除水银体温计外,还包括以下几种。

1. 电子体温计(electronic thermometer) 采用电子感温探头来测量体温,所测得的温度直接由数字显示器显示,使用时开启电源键,将感温探头放于测温部位,当体温计发出蜂鸣声,再持续 3 s 后即可读数。

2. 可弃式体温计(disposable thermometer) 此为一次性使用的体温计,用后即丢弃,无交叉感染的危险。其构造为一含有对热敏感的化学指示点薄片,测温时将体温计置于患者舌下,闭嘴测 1 min,取出后当颜色点从白色变成蓝色,最后的蓝点位置即为所测温度。

3. 感温胶片(temperature sensitive tape) 此为对体温敏感的胶片,可放在前额或腹部,体温的变化可引起胶片颜色的改变,但不能显示其具体的体温数值,只能用于判断体温是否在正常范围。适用于小儿。

(二) 体温测量的方法

1. 目的

(1) 判断体温是否异常。

(2) 动态监测体温变化,分析热型。

(3) 协助诊断,为预防、治疗、康复、护理提供依据。

2. 操作流程 见表 3-2。

表 3-2 体温测量操作流程

操作程序	操作步骤	要点说明
评估		
	◆患者的年龄、病情、治疗等情况	
	◆意识状态、心理状态、对体温的认知及合作程度	

操作程序	操 作 步 骤	要 点 说 明
	◆测量肢体局部状况,有无影响体温测量准确性的因素	
准备		
1.操作者准备	◆着装整洁,洗手、戴口罩	
2.用物准备	◆治疗盘内备:已消毒的体温计、消毒液纱布、有秒针的表、记录本、笔。若测肛温,另备润滑油、棉签、卫生纸	
3.环境准备	◆清洁、安静、光线适宜	
4.患者准备	◆了解测体温的目的、方法、注意事项及配合要点 ◆取舒适体位,情绪稳定,排除影响体温测量准确性的因素	• 为了方便测量,一般可采用侧卧位、俯卧位、屈膝仰卧位
实施		
1.核对解释	◆备齐用物携至床旁,核对患者床号、姓名,做好解释,取得患者合作	• 严格执行查对制度
2.准备体温计	◆检查体温计完好,水银柱甩至 35.0 ℃以下	• 根据不同测量部位选择不同类型体温计
3.测量体温	◆(1)口腔温度:将口表水银端斜放于舌下热窝(图 3-2)3 min,嘱患者闭紧口唇,勿咬体温计,用鼻呼吸,以获得正确的测量结果 ◆(2)腋下温度:常用于婴儿或其他无法测量口温者,将体温计水银端放腋窝处 10 min(图3-3)。体温计紧贴皮肤,屈臂过胸夹紧,使腋窝形成人工体腔,接近体内温度,保证测量准确性 ◆(3)直肠温度:常用于婴幼儿、昏迷、精神异常者,先润滑肛表水银端,再插入肛门 3～4 cm,保留 3 min	• 舌下热窝是口腔中温度最高的部位,在舌系带两侧,左右各一 • 若腋下有汗液,应擦干汗液,避免影响所测体温的准确性;不能合作者,应协助完成
4.取表	◆取出体温计,用消毒纱布擦拭;肛表取出后,用卫生纸擦净患者肛门处。旋转体温计,正确读数,评估体温是否正常,若与病情不符应重新测量,有异常时及时处理	
5.整理、记录	◆整理患者,助其卧于舒适体位,将体温记录在记录本上	
6.消毒	◆体温计消毒备用,防止交叉感染	
7.绘制	◆将所测体温绘制在体温单上	

操作程序	操作步骤	要点说明
评价		
	◆护患沟通良好,患者理解操作目的,积极配合	
	◆测量结果准确,患者舒适、安全,无意外情况发生	

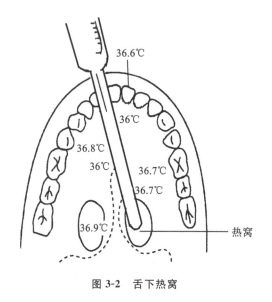

图 3-2　舌下热窝

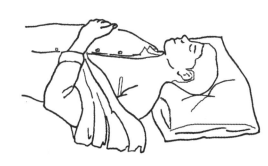

图 3-3　腋温测量法

3. 注意事项

(1) 婴幼儿及精神异常、口腔疾病、口鼻手术、昏迷、张口呼吸患者禁忌测量口温。

(2) 腋下有手术、创伤、炎症,肩关节受伤或消瘦夹不紧体温计者禁忌测量腋温。

(3) 直肠或肛门手术、腹泻、心肌梗死患者禁忌测量肛温。

(4) 在测量中若患者不慎咬破体温计时,应及时消除玻璃碎屑,以免损伤唇、舌、口腔、食管、胃肠道黏膜;口服鸡蛋清或牛奶,以延缓汞的吸收。若病情允许,可服用粗纤维食物,加速汞的排出。

(5) 测得的体温与病情不相符合时,应重新测量复查。

(6) 避免影响体温测量的各种因素,如运动、冷热饮、冷热敷、进食、坐浴、洗澡、灌肠等,应休息 30 min 后再测量。

> **知识链接**

体温计的消毒与检查

1. 体温计消毒法　为防止交叉感染,将体温计先浸泡于消毒液容器内,5 min 后取出,冲洗,再放入另一消毒液容器内 30 min 取出,用冷开水冲洗,再用消毒纱布擦干,存放在清洁盒内备用。肛表使用后,先用消毒纱布擦净,再按上述方法消毒。常用的消毒溶液有1‰过氧乙酸溶液、70%乙醇溶液、0.5%碘伏溶液、500 mg/L含氯消毒液等。

2. 体温计检查法 为保证测量准确,在使用新体温计前或定期消毒体温计后,应对体温计进行检测。方法:将全部体温计的水银柱甩至35.0 ℃以下,于同一时间放入已测好的40.0 ℃以下的水中,3 min后取出检视,凡误差在0.2 ℃以上或玻璃管有裂痕者,不能再使用;合格体温计用纱布擦干,放在容器内备用。

第二节 脉搏的观察与护理

在每个心动周期中,由于心脏的收缩和舒张,动脉内的压力也发生周期性的变化,这种压力变化导致动脉管壁产生周期性搏动,称为动脉脉搏,简称脉搏(pulse)。

一、正常脉搏及其生理变化

正常情况下,脉率和心率是一致的,当脉率微弱得难以测定时,应测心率。

(一)正常脉搏

1. 脉率 脉率是指每分钟脉搏搏动的次数。正常成人在安静状态下脉率为60~100次/分。

2. 脉律 脉律是指脉搏的节律性。正常脉搏跳动均匀、规则,间隔时间相等。但正常小儿、青年及部分成年人中,可出现窦性心律不齐,一般无临床意义。

3. 脉搏强弱 正常情况下每搏强弱相同。

4. 动脉壁情况 正常动脉管壁光滑、柔软且有弹性。

(二)脉搏的生理变化

1. 年龄 一般新生儿、幼儿脉率较快,随年龄的增长而逐渐降低。老年人脉率较慢,到高龄时轻度增加。

2. 性别 同年龄的女性脉率比男性稍快,通常每分钟相差7~8次。

3. 体型 身材细高者常比矮壮者的脉率慢。因体表面积越大,脉搏越慢。

4. 情绪、活动 兴奋、恐惧、运动、愤怒、焦虑使脉率增快;休息、睡眠则使脉率减慢。

5. 药物、饮食 进食、使用兴奋剂、浓茶或咖啡能使脉率增快;禁食、使用镇静剂、洋地黄类药物能使脉率减慢。

二、异常脉搏的观察与护理

(一)脉率异常

1. 心动过速 成人脉率每分钟超过100次,称为心动过速(速脉)。常见于发热、甲状腺功能亢进、血容量不足等。一般体温每升高 1 ℃,成人脉率约增加 10 次/分,儿童则增加 15 次/分。

2. 心动过缓 成人脉率每分钟少于 60 次,称为心动过缓(缓脉)。常见于颅内压增高、房室传导阻滞、甲状腺功能减退等。

(二)节律异常

1. 间歇脉 在一系列正常规则的脉搏中,出现一次提前而较弱的脉搏,其后有一较正常延长的间歇,称为间歇脉。如每隔一个或两个正常搏动后出现一次期前收缩,则前者称为二联律,后者称为三联律。常见于各种器质性心脏病或洋地黄中毒者。

2. 脉搏短绌 在单位时间内脉率少于心率,称为脉搏短绌。其特点是心律完全不规则,心率快慢不一,心音强弱不等。常见于心房纤颤的患者。

(三)强弱异常

1. 洪脉 当心输出量增加,动脉充盈度和脉压较大时,则脉搏强大有力,称为洪脉。常见于高热、甲状腺功能亢进、主动脉瓣关闭不全等。

2. 丝脉 当心输出量减少,周围动脉阻力较大,动脉充盈度降低时,脉搏弱而小,扪之如细丝,称为丝脉。常见于心功能不全、大出血、休克、主动脉瓣狭窄等。

3. 交替脉 交替脉指一种节律正常,而强弱交替出现的脉搏。为心肌损害的一种表现,常见于高血压心脏病、冠状动脉粥样硬化性心脏病等。

4. 水冲脉 脉搏骤起骤降,急促而有力。主要由于收缩压偏高,舒张压偏低使脉压增大所致。常见于主动脉瓣关闭不全、甲状腺功能亢进等。触诊时,如将患者手臂抬高过头并紧握其手腕掌面,就可感到急促而有力的冲击。

5. 奇脉 吸气时脉搏明显减弱或消失称为奇脉,主要由于左心室排血量减少所致。常见于心包积液和缩窄性心包炎,是心包填塞的重要体征之一。

(四)动脉壁异常

动脉硬化,表现为动脉壁变硬,失去弹性,呈条索状;严重时则动脉迂曲甚至有结节。

三、脉搏的测量方法

(一)脉搏测量部位

凡靠近骨骼的浅表大动脉均可作为测量脉搏的部位,如颞动脉、颈动脉、股动脉、肱动脉、腘动脉、桡动脉、胫骨后动脉、足背动脉(图 3-4)。桡动脉是最常选择的诊脉部位。

(二)脉搏测量

1. 目的

(1)判断脉搏是否异常。

(2)动态监测脉搏变化,间接了解心脏状况。

(3)协助诊断,为治疗、护理、康复、预防提供依据。

2. 操作流程 见表 3-3。

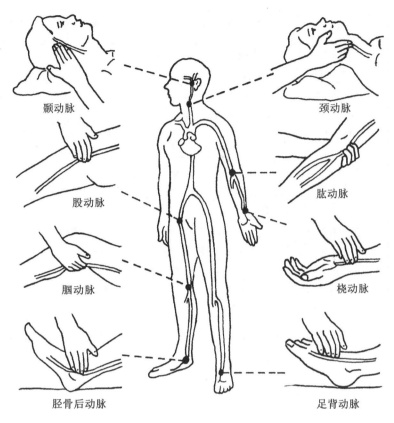

颞动脉

颈动脉

股动脉

肱动脉

腘动脉

桡动脉

胫骨后动脉

足背动脉

图 3-4 常用诊脉部位

表 3-3 脉搏测量操作流程

操作程序	操作步骤	要点说明
评估		
	◆患者的年龄、病情、治疗等情况	
	◆意识状态、心理状态、合作程度	
	◆测量局部状况,有无影响脉搏测量准确性的因素	
准备		
1.操作者准备	◆着装整洁,洗手、戴口罩	
2.用物准备	◆有秒针的表、记录本、笔,必要时备听诊器	
3.环境准备	◆清洁、安静、光线适宜	
4.患者准备	◆取舒适体位,情绪稳定;排除影响脉搏测量准确性的因素	
实施		
1.核对解释	◆备齐用物携至床旁,核对患者床号、姓名,做好解释,取得患者合作	• 严格执行查对制度

续表

操作程序	操作步骤	要点说明
2. 卧位舒适	◆协助患者取舒适的卧位或坐位,请患者手腕伸展,手臂放舒适位置,方便护士测量	
3. 测量脉搏	◆(1)正常脉搏测量:护士以食指、中指、无名指的指端按压在桡动脉处,按压力量要适中,以能清楚测得脉搏搏动为宜,正常脉搏测30 s,乘以 2 即得出脉率;若脉搏异常应测 1 min ◆(2)绌脉测量:由 2 名护士同时测量,一人听心率,另一人测脉率,由听心率者发出"起"或"停"口令,计时 1 min	• 若按压力量太大可阻断脉搏搏动,按压力量太小则感觉不到脉搏的搏动
4. 整理、记录	◆整理患者,助其卧于舒适体位,将脉搏记录在记录本上,脉搏短绌:以分数式记录,记录方式为心率/脉率。如心率 180 次,脉率为 60 次,则应写成 180/60 次/分	
5. 绘制	◆将所测脉搏绘制在体温单上	
评价		
	◆护患沟通良好,患者理解操作目的,积极配合 ◆测量结果准确,患者舒适、安全,无意外情况发生	

3. 注意事项

(1)测脉搏前有下列活动,如剧烈运动、紧张、恐惧、哭闹等,应休息 20～30 min 后再测量。

(2)脉搏细弱难以触诊时,应测心尖搏动 1 min。测量过程中须注意脉律、脉搏强弱等情况。

(3)偏瘫患者测脉率时,应选择健侧肢体。

(4)注意勿用拇指诊脉,因拇指小动脉的搏动易与患者的脉搏相混淆。

第三节　呼吸的观察与护理

机体在新陈代谢过程中,需要不断地从外界环境中摄取氧气,并把自身产生的二氧化碳排出体外,这种机体与环境之间进行气体交换的过程,称为呼吸(respiration)。

一、正常呼吸及其生理变化

(一)正常呼吸

正常成人安静状态下呼吸频率为 16～20 次/分,节律规则,呼吸运动均匀无声且不费力。在正常情况下个人的呼吸形态主要有胸式呼吸、腹式呼吸和混合呼吸三类。女性以胸式呼吸为主,男性和儿童以腹式呼吸为主。

（二）生理变化

1. 年龄 年龄越小,呼吸频率越快。如新生儿呼吸约为 44 次/分。

2. 性别 同年龄的女性呼吸比男性稍快。

3. 活动 剧烈运动可使呼吸加深加快;休息和睡眠时呼吸减慢。

4. 情绪 紧张、愤怒、悲伤、恐惧、害怕等强烈的情绪变化,可刺激呼吸中枢,引起呼吸加快或屏气。

5. 血压 血压大幅度变动时,可以反射性影响呼吸,血压升高,呼吸减慢变弱;血压降低,呼吸加快加强。

二、异常呼吸的观察与护理

（一）异常呼吸

1. 频率异常

（1）呼吸过速:呼吸频率超过 24 次/分,称为呼吸过速。常见于发热、疼痛、甲状腺功能亢进等。一般体温每升高 1 ℃,呼吸频率增加 3～4 次/分。

（2）呼吸过缓:呼吸频率低于 12 次/分,称为呼吸过缓。常见于颅内压增高、巴比妥类药物中毒等。

2. 深度异常

（1）深度呼吸:又称库斯莫尔(Kussmaul's)呼吸,是一种深而规则的大呼吸,常见于糖尿病酮症酸中毒和尿毒症酸中毒等。

（2）浅快呼吸:一种浅表而不规则的呼吸,有时呈叹息样。可见于呼吸肌麻痹、某些肺与胸膜疾病,也可见于濒死的患者。

3. 节律异常

（1）潮式呼吸:又称陈-施呼吸,是一种周期性呼吸异常,周期可长达 30～120 s。特点是呼吸由浅慢逐渐变为深快,然后由深快转为浅慢,再经一段呼吸暂停(5～30 s)后,又开始重复以上的周期性变化,形态就如潮水起伏。产生机制是由于呼吸中枢的兴奋性降低或严重缺氧,当二氧化碳积聚到一定程度,刺激呼吸中枢,使呼吸恢复或加强,当积聚的二氧化碳呼出后,呼吸中枢又失去有效的兴奋,呼吸又再次减弱继而暂停,从而形成了周期性变化。常见于中枢神经系统疾病,如脑炎、脑膜炎、颅内压增高及巴比妥类药物中毒。

（2）间断呼吸:又称毕奥呼吸,即呼吸和呼吸暂停现象交替出现。特点是有规律地呼吸几次后,突然停止呼吸,短时间间隔后又开始呼吸,如此反复交替。其产生机制同潮式呼吸,但比潮式呼吸更为严重,常见于颅内疾病或呼吸中枢衰竭的患者。

4. 声音异常

（1）蝉鸣样呼吸:特点是吸气时产生一种极高的似蝉鸣样音响,产生机制是由于声带附近阻塞,使空气吸入发生困难。常见于喉头水肿、喉头异物等。

（2）鼾声呼吸:特点是呼吸时发出一种粗大的鼾声,由于气管或支气管内有较多的分泌物积蓄所致。常见于昏迷患者。

5. 呼吸困难 呼吸困难是指呼吸频率、节律、深浅度的异常,特点是患者感到空气不足,客观上表现为呼吸费力,可出现发绀、鼻翼扇动、端坐呼吸,辅助呼吸肌参与呼吸活动。

临床上可分为以下几种。

(1)吸气性呼吸困难:由于上呼吸道部分梗阻,气流进入肺部不畅,吸气时呼吸肌收缩,肺内负压极度增高。患者表现为吸气困难,吸气时间延长,有明显的三凹征。常见于气管阻塞、气管异物、喉头水肿等。

(2)呼气性呼吸困难:由于下呼吸道部分梗阻,气流呼出不畅。患者表现为呼气费力,呼气时间延长。常见于支气管哮喘、阻塞性肺气肿。

(3)混合性呼吸困难:由于广泛性肺部病变使呼吸面积减少,影响换气功能。患者表现为吸气、呼气均感费力,呼吸频率增加。常见于重症肺炎、广泛性肺纤维化、大片肺不张、大量胸腔积液等。

(二)异常呼吸的护理

1. 环境 温、湿度适宜,整洁、安静、舒适。

2. 病情观察 观察呼吸的频率、深度、节律、声音、形态有无异常;有无咳嗽、咳痰、咯血、发绀、呼吸困难等症状与体征。

3. 饮食 宜进食易于咀嚼和吞咽的食物,注意水分的供给,避免过饱及食用产气食物,以免膈肌上升影响呼吸。

4. 吸氧 必要时给予氧气吸入。

5. 心理护理 稳定患者情绪,消除患者紧张恐惧心理,主动配合治疗和护理。

6. 健康教育 养成良好的生活方式,向患者讲解保持呼吸道通畅的重要性及方法,指导患者学会有效咳嗽。

三、呼吸的测量方法

1. 目的

(1)判断呼吸是否异常。

(2)动态监测呼吸变化,了解患者呼吸功能情况。

(3)协助诊断,为预防、治疗、康复、护理提供依据。

2. 操作流程 见表3-4。

表3-4　呼吸测量操作流程

操作程序	操作步骤	要点说明
评估		
	◆患者的年龄、意识、病情、治疗等情况	
	◆有无影响呼吸测量准确性的因素	
准备		
1.操作者准备	◆着装整洁,洗手、戴口罩	
2.用物准备	◆有秒针的表、记录本、笔,必要时备棉花	
3.环境准备	◆清洁、安静、光线适宜	

操作程序	操作步骤	要点说明
4.患者准备	◆取舒适体位,情绪稳定;排除影响呼吸测量准确性的因素	
实施		
1.核对解释	◆备齐用物携至床旁,核对患者床号、姓名,做好解释,取得患者合作	• 严格执行查对制度
2.卧位舒适	◆协助患者取舒适的卧位,保持自然呼吸状态	
3.测量呼吸	◆(1)护士将手放在患者的诊脉部位似诊脉状,用眼观察患者胸部或腹部的起伏	• 避免引起患者的紧张
	◆(2)观察呼吸频率(一起一伏为一次呼吸)、深度、节律、音响、形态及有无呼吸困难,正常呼吸测30 s,乘以2。异常呼吸患者或婴儿应测1 min	
	◆(3)危重患者呼吸微弱,可将少许棉花置于患者鼻孔前,观察棉花被吹动的次数,计时1 min	
4.整理、记录	◆整理患者,助其卧于舒适体位,将呼吸记录在记录本上	
5.绘制	◆将所测呼吸绘制在体温单上	
评价		
	◆护患沟通良好,患者理解操作目的,积极配合	
	◆测量结果准确,患者舒适、安全,无意外情况发生	

3. 注意事项 由于呼吸受意识控制,因此测量呼吸前不需向患者解释,在测量过程中不使患者察觉,以免紧张,影响测量的准确性。

第四节 血压的观察与护理

血压(blood pressure)是血液在血管内流动时对血管壁产生的侧压力。

在一个心动周期中,动脉血压随着心室的收缩和舒张而发生规律性的波动。在心室收缩时,血液射入主动脉,动脉血压上升达到的最高值称为收缩压(systolic pressure)。在心室舒张末期,动脉血压下降达到的最低值称为舒张压(diastolic pressure)。收缩压与舒张压之差称为脉压(pulse pressure)。

一、正常血压及其生理变化

1. 正常血压 以肱动脉血压为标准。正常成人安静状态下的血压范围为收缩压90~139 mmHg(12~18.5 kPa),舒张压60~89 mmHg(8~11.8 kPa),脉压30~40 mmHg(4~5.3 kPa)。换算公式:1 mmHg≈133 Pa。

2. 生理变化　正常人的血压波动范围较小,并保持着相对的恒定。但是多种因素可影响血压的变化。

(1) 年龄:血压随年龄的增长,有逐渐增高的趋势,但收缩压的升高比舒张压的升高更为明显。

(2) 性别:女性在更年期前,血压略低于男性,在更年期后,差别较小。

(3) 昼夜和睡眠:一般清晨血压最低,然后逐渐升高,至傍晚血压最高。过度劳累、睡眠不佳时血压可稍升高。

(4) 环境:寒冷的环境中,末梢血管收缩,血压可略升高;高温环境下,皮肤血管扩张,血压可略下降。

(5) 体型:高大、肥胖者血压较高。

(6) 体位:由于重力引起的代偿机制,导致立位血压高于坐位血压,坐位血压高于卧位血压。对于长期卧床或使用某些降压药物的患者,若由卧位改为立位时,可出现头晕、眩晕、血压下降等体位性低血压的表现。

(7) 部位:一般右上肢血压比左上肢高 10～20 mmHg(1.33～2.67 kPa),这与左、右肱动脉的解剖特点有关。下肢血压比上肢高 20～40 mmHg(2.67～5.33 kPa),这与股动脉的管径粗、血流量大有关。

(8) 其他:情绪激动、紧张、恐惧、兴奋、剧烈运动、吸烟可使血压升高。饮酒、摄盐过多、药物对血压也有影响。

二、异常血压的观察与护理

(一) 异常血压

1. 高血压　中国高血压联盟于 1999 年参照 1999 年世界卫生组织和国际高血压联盟制定的高血压标准,公布了《中国高血压防治指南》,2011 年根据我国流行病学数据分析,参照国内外最新研究报告和指南,又做了修订(表 3-5)。

表 3-5　血压的定义和分级

分　　级	收缩压/mmHg	舒张压/mmHg
正常血压	<120	<80
正常高值	120～139	80～89
1 级高血压(轻度)	140～159	90～99
2 级高血压(中度)	160～179	100～109
3 级高血压(重度)	≥180	≥110
单纯收缩期高血压	≥140	<90

2. 低血压　血压低于 90/50 mmHg(12/6.7 kPa)称为低血压。常见于大量失血、休克、急性心力衰竭等。

3. 脉压变化

(1) 脉压增大:脉压>40 mmHg,常见于主动脉硬化、主动脉瓣关闭不全、甲状腺功能亢进。

（2）脉压减小：脉压＜30 mmHg，常见于心包积液、缩窄性心包炎、主动脉瓣狭窄。

（二）异常血压的护理

1. 加强监测　对需要密切观察血压者应做到"四定"，即定时间、定部位、定体位、定血压计；合理用药，注意药物治疗效果和不良反应的监测；观察有无并发症的发生。

2. 环境　温、湿度适宜，通风良好，整洁安静。

3. 饮食　宜进食易消化、低脂、低胆固醇、低盐、高维生素、富含纤维素的食物。

4. 良好的生活习惯　良好的生活习惯是保持健康、维持血压正常的重要条件。如保证充足的睡眠、养成定时排便的习惯、注意保暖，保持情绪稳定，积极参加适当的体育活动等。

5. 健康教育　教会患者和家属测量和判断异常血压的方法；生活有度、作息有时、修身养性、合理营养、戒烟限酒。

三、血压的测量方法

血压测量可分为直接测量血压和间接测量血压两种方法。直接测量血压法精确、可靠，但它属于一种创伤性检查，仅用于危重和大手术患者。目前临床上广泛应用的方法是血压计间接测量血压。它是根据血液通过狭窄的血管形成涡流时发出响声而设计的。

（一）血压计种类与构造

1. 血压计的种类　主要有汞柱式血压计（立式和台式两种）、表式血压计、电子血压计三种（图 3-5）。

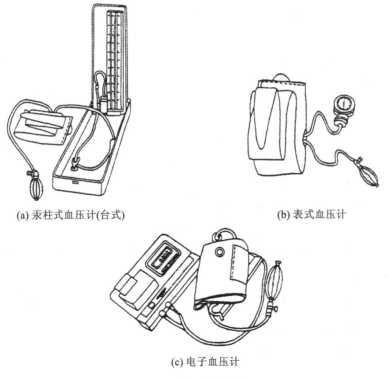

(a) 汞柱式血压计(台式)　　　　(b) 表式血压计

(c) 电子血压计

图 3-5　血压计的种类

2. 血压计的构造 由三部分组成。

（1）输气球和调节空气压力的阀门。

（2）袖带：长方形扁平的橡胶袋，长 24 cm、宽 12 cm，外层套一 48 cm 长的布袋。小儿袖带宽度要求如下：新生儿袖带长 5～10 cm，宽 2.5～4 cm；婴儿袖带长 12～13.5 cm，宽 6～8 cm；儿童袖带长 17～22.5 cm，宽 9～10 cm。袖带的长度和宽度一定要符合标准，否则对血压的测量值的准确性有影响。如袖带太窄，须加大力量才能阻断动脉血流，测得数值偏高；袖带太宽，大段血管受阻，测得数值偏低。橡胶袋上有两根橡胶管，一根与输气球相连，另一根与压力表相通。

（3）血压计。

① 汞柱式血压计：由玻璃管、标尺、水银槽三部分组成。在血压计盒盖内面固定一根玻璃管，管面上标有双刻度 0～300 mmHg（0～40 kPa），每小格相当于 2 mmHg（0.26 kPa），玻璃管上端与大气相通，玻璃管下端和水银槽相通。汞柱式血压计的优点是测得数值准确可靠，但较笨重、携带不便且玻璃管部分易破裂。

② 表式血压计：外形似表呈圆盘状，正面盘上标有刻度，盘中央有一指针指示血压数值。其优点是轻巧、携带方便，但准确性较差。

③ 电子血压计：袖带内有一换能器，由自动采样电脑控制数字运算、自动放气程序，数秒内即可得到测量结果。其优点是操作方便，但准确性较差。

（二）血压测量（以上肢血压测量为例）

1. 目的

（1）判断血压是否异常。

（2）动态监测血压变化，间接了解循环系统的功能状况。

（3）协助诊断，为预防、治疗、康复、护理提供依据。

2. 操作流程 见表 3-6。

表 3-6 血压测量操作流程

操作程序	操作步骤	要点说明
评估	◆患者的年龄、病情、治疗等情况	
	◆有无影响血压测量准确性的因素	
	◆患者测量部位情况、意识、合作程度	
准备		
1.操作者准备	◆着装整洁，洗手、戴口罩	
2.用物准备	◆血压计、听诊器、记录本、笔	
3.环境准备	◆清洁、安静、光线适宜	
4.患者准备	◆取舒适体位，情绪稳定；排除影响血压测量准确性的因素	•测量前如有吸烟、运动、情绪变化等，应休息 20～30 min 后再测量

续表

操作程序	操 作 步 骤	要 点 说 明
实施		
1. 核对、解释	◆备齐用物携至床旁,核对患者床号、姓名,做好解释,取得患者合作,询问基础血压	• 严格执行查对制度
2. 卧位舒适	◆手臂位置(肱动脉)与心脏同一水平。坐位平第四肋,卧位平腋中线,卷袖,露臂,手掌向上,肘部伸直。必要时脱袖,以免衣袖过紧影响血流,影响血压的准确性	• 若手臂位置高于心脏水平,血压偏低;反之偏高。衣袖过紧,血压偏低
3. 打开并检查血压计	◆打开血压计,垂直放妥,检查血压计功能是否完好,开启水银槽开关	
4. 测量血压	◆(1)缠袖带:驱尽袖带内空气,平整地缠于上臂中部,下缘距肘窝 2～3 cm,松紧以能插入一指为宜 ◆(2)注气:听诊器置于肱动脉搏动最明显处,一手固定,另一手握输气球,关闭气门,注气至肱动脉搏动音消失再升高 20～30 mmHg。肱动脉搏动音消失说明此时袖带内压力大于心脏收缩压,血流被阻断。注意打气不可过猛、过快,以免水银溢出和患者不适 ◆(3)放气:速度以水银柱每秒下降 4 mmHg 为宜 ◆(4)判断:当听诊器中出现第一声搏动声,此时水银柱所指的刻度,即为收缩压。第一声搏动音出现表示袖带内压力降至与心脏收缩压相等,血流能通过受阻的肱动脉;当搏动声突然变弱或消失,此时水银柱所指的刻度即为舒张压。WHO 规定应以动脉搏动音的消失作为判断标准	• 若袖带缠得太松,呈气球状,有效面积变窄,使血压测量值偏高 • 袖带缠得太紧,使血管在未注气前已受压,血压偏低 • 如果放气太慢,使静脉充血,舒张压偏高 • 放气太快,来不及听清楚声音的变化,血压测量值不准确
5. 整理、记录	◆整理患者,助其卧于舒适体位,将血压记录在记录本上,分数式记录:收缩压/舒张压 mmHg(kPa)。当变音与消失音之间有差异时,两读数都应记录:收缩压/变音/消失音 mmHg(kPa)	
6. 整理血压计	◆测量结束,排尽袖带内余气,关闭气门,整理后放入盒内;血压计盒盖右倾 45°,使水银全部流回槽内,关闭汞槽开关,避免玻璃管破裂,水银溢出。盖上盒盖,平稳放置	
7. 填写	◆将所测血压填写在体温单上	
评价		
	◆护患沟通良好,患者理解操作目的,积极配合 ◆测量结果准确,患者舒适、安全,无意外情况发生	

3．注意事项

（1）为保证测量的准确性和可比性，应做到四定：定时间、定部位、定体位、定血压计。

（2）测量过程中若发现血压听不清或异常，应重测。重测时，待水银柱降至"0"点，稍等片刻后再测量。一般连续测 2～3 次，取其最低值。必要时，做双侧对照。

（3）偏瘫、一侧肢体外伤或手术的患者，测血压应选择健侧肢体。因为患侧肌张力减小及血液循环障碍，不能真实反映血压的变化。

（4）应尽量避免测压装置（血压计、听诊器）、测量者、受检者、测量环境等对血压测量值的影响，以保证测量血压的准确性。

（邢爱红）

第四章
注射给药法

注射给药法是将无菌药液或生物制剂注入体内,以预防和治疗疾病的一种方法。注射给药的主要特点是药物吸收快,血药浓度迅速升高,适用于因各种原因不宜口服给药的患者。但注射给药会造成一定程度的组织损伤,可引起疼痛及潜在并发症的发生。临床常用的注射给药法有皮内注射、皮下注射、肌内注射、静脉注射。

第一节　注射的基本知识

一、注射原则

(一)严格遵守无菌操作原则

(1)注射前操作者必须洗手、戴口罩,保持衣帽整洁,注射后应再次洗手。

(2)必须保持注射环境清洁,无尘埃飞扬。

(3)注射部位皮肤必须规范消毒,并保持无菌。皮肤常规消毒方法:用棉签蘸取2%碘酊,以注射点为中心,由内向外螺旋式旋转涂擦,直径在5 cm以上;待碘酊干后,用75%乙醇以同样方法脱碘,脱碘范围应大于碘酊消毒范围,待乙醇干后方可注射。或用安尔碘或0.5%碘伏以同法涂擦消毒2次,无须脱碘。

(4)注射器空筒的内壁、活塞、乳头、针头的针梗、针尖必须保持无菌。

(二)严格执行查对制度

(1)严格做好"三查七对"工作。

(2)仔细检查药物质量,如发现药液变质、变色、浑浊、沉淀、过期或安瓿有裂痕等现象,不可使用;如同时注射多种药物,应检查药物有无配伍禁忌。

(三)严格执行消毒隔离制度

注射时做到一人一套注射物品,包括注射器、针头、止血带、小垫枕等。所有物品须按消毒隔离制度处理,对一次性物品应按规定处理,不可随意丢弃。

(四)选择合适的注射器和针头

根据注射途径及药物剂量、黏稠度和刺激性的强弱选择合适的注射器和针头。

（1）注射器应完好无损,不漏气。

（2）针头型号合适、锐利、无钩、无锈、不弯曲。

（3）注射器和针头衔接紧密。

（4）一次性注射器须在有效期内使用,包装应密封。

（五）选择合适的注射部位

注射部位应避开神经和血管,不能在有炎症、硬结、瘢痕及皮肤受损处进针。需长期注射的患者,应经常更换注射部位。静脉注射时选择血管应从远心端到近心端。

（六）现配现用注射药液

注射的药液应在规定注射的时间临时抽取,即刻注射,以防药物效价降低或被污染。

（七）注射前排尽空气

注射前必须排尽注射器内空气,以防空气进入血管形成空气栓塞。排气时防止浪费药液。

（八）注射前检查回血

进针后、注射药液前,应抽动活塞,检查有无回血。动脉注射、静脉注射必须见有回血后方可注入药液;皮下注射、肌内注射如发现有回血,应拔出针头重新进针,不可将药液注入血管内。

（九）应用减轻患者疼痛的注射技术

（1）帮助患者取合适体位,使肌肉松弛,便于进针。

（2）解除患者思想顾虑,分散注意力。

（3）注射时做到"两快一慢加匀速",即进针、拔针快,推药速度缓慢并均匀。

（4）注射刺激性较强的药物时,针头宜粗长,且进针要深,以减少疼痛和硬结。如需同时注射多种药物,要注意配伍禁忌,一般应先注射无刺激性或刺激性较弱的药物,再注射刺激性强的药物。

知识链接

皮肤消毒剂的种类

皮肤消毒的目的是控制感染的发生。乙醇用于皮肤能快速杀菌,但是没有持久（残留）活性。碘是临床上广泛应用的皮肤消毒剂,目前广泛运用于临床的碘及其复合物主要有碘酊、聚维酮碘及安尔碘。碘酊是用碘和碘化钾直接溶于75％乙醇中,碘是以游离状态存在并发挥杀菌效果的,因此对皮肤刺激性较大、染色深,使用后需用乙醇脱碘,目前临床上基本已被逐渐淘汰。聚维酮碘是单质碘与聚乙烯吡咯酮的不定型结合物,黏稠度大。而且聚维酮碘是水溶液,稀释液不稳定,需要在使用前配制。安尔碘的全称为安尔碘皮肤消毒剂,其成分包括有效碘、醋酸氯己定和乙醇,属强力、高效、广谱的皮肤消毒剂。消毒后皮肤呈淡黄色,干燥快,可提高工作效率。安尔碘含护肤剂,能保护皮肤,既可预防皮肤皲裂、发生湿疹等,又可以形成保护膜、延长药效,具有对皮肤无刺激、速干、着色浅、无需脱碘、杀菌作用持久等特点。

二、用物准备

（一）注射盘

注射盘也称基础治疗盘,置于治疗车上层,常规放置以下物品。

（1）无菌持物镊:放于灭菌后的干燥容器内。

（2）皮肤消毒液:2%碘酊、75%乙醇;或0.5%碘伏、安尔碘等。

（3）其他:无菌棉签、消毒砂轮、弯盘、启瓶器、小垫枕、止血带等。

（二）注射器及针头

注射器(图4-1)由空筒和活塞两部分组成。空筒前端为乳头,空筒上有刻度,活塞后部为活塞轴、活塞柄。针头由针尖、针梗和针栓三部分组成。

常用注射器和针头规格有多种(表4-1),新型"双保险"回缩式一次性自毁注射器的临床应用,有效降低了临床医务人员针刺伤的发生率。

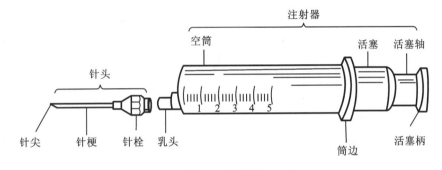

图4-1 注射器

表4-1 注射器和针头规格及主要用途

注射器规格	针头型号	主要用途
1 mL	$4^{1/2}$~5号	皮内注射
1 mL、2 mL	5~6号	皮下注射
2 mL、5 mL	6~7号	肌内注射、静脉采血
5 mL、10 mL、20 mL、30 mL、50 mL、100 mL	6~7号	静脉注射、静脉采血

（三）注射药液

按医嘱准备。常用的有溶液剂、油剂、混悬液、粉剂和结晶等。

（四）注射本或注射卡

根据医嘱准备注射本或注射卡,作为注射给药的依据。

（五）其他用物

生活垃圾袋、医疗垃圾袋、锐器盒等。

三、抽吸药液

（一）操作步骤

操作步骤见表4-2。

表 4-2　药液抽吸法

操作程序	操 作 步 骤	要 点 说 明
准备		
1.操作者准备	着装整洁,洗手、戴口罩	
2.环境准备	清洁、安静、光线适宜	
3.查对药物	查对药名、浓度、剂量、用法、有效期	
吸取药液		
▲自安瓿内吸取药液		
1.消毒及折断安瓿	◆将安瓿尖端药液弹至体部,用砂轮在安瓿颈部划一锯痕,用75%乙醇棉签消毒后折断安瓿	• 安瓿颈部若有蓝色标记,则不需划痕,用75%乙醇棉签消毒后折断安瓿
2.抽吸药液	◆选择合适的注射器和针头,持注射器,将针头斜面向下置入安瓿内的液面下,持活塞柄,抽动活塞,吸取药液(图4-2、图4-3)	• 针头不可触及安瓿外口,针尖斜面向下,利于吸药 • 抽药时不可触及活塞体部,以免污染药液
▲自密封瓶内吸取药液		
1.去铝盖、消毒	◆除去铝盖中心部分,常规消毒瓶塞,待干	• 如配制青霉素皮试液则禁用含碘消毒剂
2.注入空气	◆注射器内吸入与所需药液等量的空气,将针头插入瓶内,注入空气	• 增加瓶内压力,利于吸药
3.抽吸药液	◆倒转药瓶及注射器,使针头在液面以下,吸取药液至所需量,以食指固定针栓,拔出针头(图4-4)	
排空气		
	◆将针头垂直向上,轻拉活塞,使针头内的药液流入注射器内,并使气泡集于乳头内,轻推活塞,排出气体	
保持无菌		
	◆排气毕,更换针头,再次核对无误后置于注射盘内备用	• 禁止套回针头保护套,以防被针刺伤
洗手		

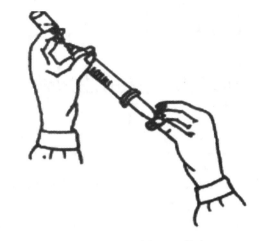

图 4-2　自小安瓿吸取药液

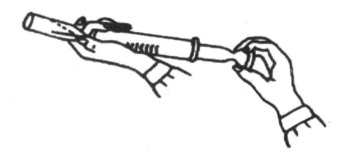

图 4-3　自大安瓿吸取药液

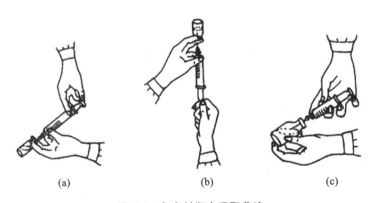

（a）　　　　　　　　　　（b）　　　　　　　　　　（c）

图 4-4　自密封瓶内吸取药液

（二）注意事项

（1）严格执行无菌操作原则和查对制度。

（2）抽药时不可用手握住活塞体部，以免污染药液；排气时不可浪费药液以免影响药量的准确性。

（3）根据药液的性质抽取药液：混悬剂摇匀后立即吸取；吸取结晶、粉剂药物时，用无菌生理盐水、注射用水或专用溶媒将其充分溶解后吸取；油剂可稍加温或双手对搓药瓶（药液遇热易破坏者除外)后,用稍粗针头吸取。

(4) 药液最好现用现抽吸,避免药液污染和效价降低。

第二节　常用注射法

临床情景

　　患者,男,35 岁,因咳嗽、咳痰、发热就诊,诊断为支气管肺炎,医嘱:青霉素 G640 万 U 静脉滴注。

　　问题:

　　1. 如何为该患者做青霉素过敏试验?

　　2. 如果青霉素过敏试验结果是阳性反应,该如何处理?

一、皮内注射法

皮内注射法(intradermic injection,ID)是将少量药液或生物制品注射于皮内的方法。

(一) 目的

(1) 进行药物过敏试验,以观察有无过敏反应。

(2) 预防接种。

(3) 局部麻醉的起始步骤。

(二) 注射部位

(1) 药物过敏试验:取前臂掌侧下段,因该处皮肤较薄且颜色较浅,易于注射,以便于观察和判断局部的反应。

(2) 预防接种:常选上臂三角肌下缘。

(3) 局部麻醉:根据情况选择不同部位。

(三) 操作流程

皮内注射法操作流程见表 4-3。

表 4-3　皮内注射法操作流程

操作程序	操作步骤	要点说明
评估	◆患者病情、治疗情况、用药史、过敏史、家族史 ◆意识状态、心理状态、对用药的认知及合作程度 ◆注射部位的皮肤状况	

续表

操作程序	操作步骤	要点说明
准备		
1. 操作者准备	◆着装整洁,洗手,戴口罩	
2. 用物准备	◆注射盘、1 mL 注射器、4～5 号针头、注射卡、75％乙醇、安尔碘或 0.5％碘伏、药液、0.1％盐酸肾上腺素、注射器	
3. 环境准备	◆清洁、安静、光线适宜	
4. 患者准备	◆了解注射目的、方法、注意事项及配合要点 ◆取舒适体位并暴露注射部位	
实施		
1. 吸取药液	◆按医嘱吸取药液	• 严格执行查对制度和无菌操作原则
2. 核对解释	◆备齐用物携至床旁,核对患者床号、姓名,做好解释,取得患者合作	• 严格执行查对制度
3. 选择注射部位	◆协助患者摆好体位,选择并暴露注射部位	• 根据皮内注射的目的选择部位
4. 消毒皮肤	◆用 75％乙醇常规消毒皮肤、待干	• 忌用碘酊消毒,以免影响对局部反应的观察
5. 二次核对	◆核对患者、药液	• 操作中查对
6. 穿刺、注射	◆排尽注射器内空气,一手绷紧皮肤,一手持注射器,以食指固定针栓,针头斜面向上,与皮肤呈 5°角刺入皮内。待针头斜面完全进入皮内后,放平注射器。用绷紧皮肤手的拇指固定针栓,注入抽吸液 0.1 mL,使局部隆起形成一皮丘(图 4-5)	• 进针角度不能过大,否则会刺入皮下 • 注入的剂量要准确
7. 拔针	◆注射完毕,迅速拔出针头,勿按压针眼	• 嘱患者勿按揉局部,以免影响对结果的观察
8. 再次核对	◆再次核对患者、药液	• 操作后查对
9. 整理、记录	◆协助患者取舒适卧位,清理用物 ◆洗手、记录	• 将过敏试验结果记录在病历上,阳性用红色标记"＋",阴性用蓝色或黑色标记"－"
评价		
	◆医患沟通良好,患者理解操作目的,积极配合 ◆严格遵守注射原则,操作规范	

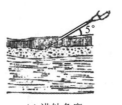
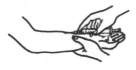

(a) 进针角度　　　　　　　　　(b) 绷紧皮肤注射

图 4-5　皮内注射

（四）注意事项

（1）严格执行查对制度和无菌操作原则。

（2）做药物过敏试验前，操作者应详细询问患者用药史、过敏史及家族史，若患者对需要注射的药物有过敏史，则不可做皮试，应及时与医生联系，更换其他药物。

（3）做药物过敏试验消毒皮肤时忌用碘剂，以免影响对局部反应的观察，且用碘剂易与碘过敏反应相混淆。

（4）在为患者做过敏试验前，应备好急救药品，以防发生意外。

（5）药物过敏试验结果如为阳性反应，应及时告知患者及家属，不能再用该种药物，并记录在病历上。

二、皮下注射法

 临床情景

某儿童，女，5 岁，抽血查乙肝病毒标记物全为阴性。

问题：

1. 如何为该儿童注射乙肝疫苗？

2. 注射中应注意哪些事项？

皮内注射法（hypodermic injection，HD）是将少量药液或生物制剂注入皮下组织的方法。

（一）目的

（1）注入小剂量药物，用于不宜口服给药而需在一定时间内发生药效时。

（2）预防接种。

（3）局部用药，如局部麻醉用药。

（二）注射部位

常选用上臂三角肌下缘，也可选用两侧腹壁、后背、大腿前侧及外侧（图 4-6）。

（三）操作流程

皮下注射法操作流程见表 4-4。

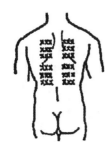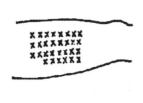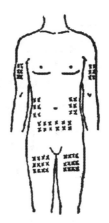

图 4-6 皮下注射部位

表 4-4 皮下注射法操作流程

操作程序	操作步骤	要点说明
评估		
	◆患者病情、治疗情况、用药史、过敏史、家族史	
	◆意识状态、肢体活动能力、对用药计划的了解及合作程度	
	◆注射部位的皮肤及皮下组织状况	
准备		
1.操作者准备	◆着装整洁,洗手,戴口罩	
2.用物准备	◆注射盘、1~2 mL 注射器、$5^{1/2}$~6 号针头、注射卡、药液、皮肤消毒用物	
3.环境准备	◆清洁、安静、光线适宜,必要时用屏风遮挡患者	
4.患者准备	◆了解皮下注射的目的、方法、注意事项及配合要点 ◆取舒适体位并暴露注射部位	
实施		
1.吸取药液	◆按医嘱吸取药液	• 严格执行查对制度和无菌操作原则
2.核对解释	◆备齐用物携至床旁,核对患者床号、姓名,做好解释,取得患者合作	• 严格执行查对制度
3.选择注射部位	◆协助患者摆好体位,选择并暴露注射部位	

操作程序	操作步骤	要点说明
4. 消毒皮肤	◆用 2％碘酊、75％乙醇；或 0.5％碘伏、安尔碘等常规消毒皮肤、待干	
5. 二次核对	◆核对患者、药物	• 操作中查对
6. 穿刺、注射	◆排尽注射器内空气，一手绷紧局部皮肤，一手持注射器，以食指固定针栓，针头斜面向上，与皮肤呈 30°～40°角快速刺入皮下（图 4-7）。松开绷紧皮肤的手，抽动活塞，如无回血，缓慢推注药液	• 进针不宜过深，以免刺入肌层 • 一般将针梗的 1/2～2/3 刺入皮下，勿全部刺入以免不慎断针增加处理难度
7. 拔针	◆注射完毕，用无菌干棉签轻压针刺处，迅速拔出针头，按压片刻	• 压迫至不出血为止
8. 再次核对	◆再次核对患者、药液	• 操作后查对
9. 整理、记录	◆协助患者取舒适卧位，清理用物 ◆洗手、记录	• 记录注射时间、药物名称、浓度、剂量，患者的反应等
评价		
	◆医患沟通良好，患者理解操作目的，积极配合 ◆严格遵守注射原则，操作规范	

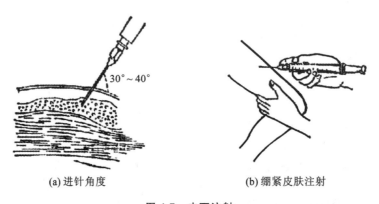

(a)进针角度　　　　　　　(b)绷紧皮肤注射

图 4-7　皮下注射

（四）注意事项

（1）严格执行查对制度和无菌操作原则。

（2）操作者在注射前应详细询问患者用药史。

（3）对皮肤有刺激的药物一般不做皮下注射。

（4）进针角度不宜超过 45°，以免刺入肌层。

（5）需长期做皮下注射的患者，应制订轮流交替注射部位的计划，经常变换注射部位，以促进药物的充分吸收。

三、肌内注射法

患者,男,78 岁。因间断右上腹胀痛不适 10 余年,诊断为原发性肝癌、多发性肝囊肿、糖尿病。已行多次介入治疗与放疗。此次拟行放疗入院。放疗后诉肝区、腰部及腿部疼痛。医嘱:布桂嗪(强痛定)100 mg 肌内注射。

问题:

1. 如何为患者正确进行肌内注射?

2. 注射中应注意哪些事项?

肌内注射法(intramuscular injection,IM)是将一定量药液注入肌肉组织的方法。

(一) 目的

(1) 注入药物,用于不宜或不能口服或静脉注射,且要求比皮下注射更迅速发生疗效时。

(2) 注射刺激性较强或药量较大的药物。

(二) 注射部位

一般选择肌肉丰厚且距离大血管及神经较远的部位。其中最常用的部位为臀大肌,其次为臀中肌、臀小肌、股外侧及上臂三角肌。

1. 臀大肌注射定位法

(1) 十字法:从臀裂顶点向左侧或向右侧划一水平线,然后从髂嵴最高点作一垂直线,将一侧臀部分为四个象限,其外上象限并避开内角(髂后上棘至股骨大转子连线),即为注射区(图 4-8(a))。

(2) 连线法:从髂前上棘至尾骨作一联线,其外上 1/3 处为注射部位(图 4-8(b))。

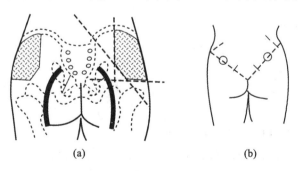

(a)   (b)

图 4-8 臀大肌注射定位法

2. 臀中肌、臀小肌注射定位法

(1) 以食指尖和中指尖分别置于髂前上棘和髂嵴下缘处,在髂嵴、食指、中指之间构成一个三角形区域,以食指与中指构成的内角为注射区(图 4-9)。此处血管、神经较少,且脂肪组织也较薄,故被广泛使用。

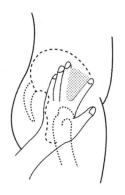

图 4-9 臀中肌、臀小肌注射定位法

4. 上臂三角肌注射定位法 注射部位为上臂外侧,肩峰下 2～3 指。此处肌肉较薄,只可做小剂量注射。

（三）操作流程

肌内注射法操作流程见表 4-5。

（2）髂前上棘外侧三横指处(以患者的手指宽度为标准)。

为了使臀部肌肉放松,便于注射,减轻疼痛,可指导患者采取以下体位。

侧卧位:上腿伸直,下腿稍弯曲。

俯卧位:足尖相对,足跟分开。

坐位:坐位椅要稍高,便于操作。

3. 股外侧肌注射定位法 注射部位为大腿中段外侧,一般成人约在膝关节上 10 cm,髋关节下 10 cm 的区域内。此处大血管、神经干很少通过,适用于多次注射者。

表 4-5 肌内注射法操作流程

操作程序	操作步骤	要点说明
评估		
	◆患者病情、治疗情况、意识状态、肢体活动能力	
	◆对用药计划的了解、认识程度及合作程度	
	◆注射部位的皮肤及肌肉组织状况	
准备		
1.操作者准备	◆着装整洁,洗手,戴口罩	
2.用物准备	◆注射盘、2～5 mL 注射器、6～7 号针头、注射卡、药液、皮肤消毒用物	
3.环境准备	◆清洁、安静、光线充足,必要时用屏风遮挡患者	
4.患者准备	◆了解肌内注射的目的、方法、注意事项及配合要点	
	◆取舒适体位并暴露注射部位	
实施		
1.吸取药液	◆按医嘱吸取药液	•严格执行查对制度和无菌操作原则
2.核对解释	◆备齐用物携至床旁,核对患者床号、姓名,做好解释,取得患者合作	•严格执行查对制度

续表

操作程序	操作步骤	要点说明
3. 选择注射部位	◆协助患者取合适体位,选择并暴露注射部位	• 按注射原则选择注射部位
4. 消毒皮肤	◆用2%碘酊、75%乙醇;或0.5%碘伏、安尔碘等常规消毒皮肤、待干	
5. 二次核对	◆核对患者、药物	• 操作中查对
6. 穿刺、注射	◆排尽注射器内空气,一手拇指、食指绷紧局部皮肤,一手持注射器,以中指固定针栓,将针头迅速垂直刺入(图4-10)。松开绷紧皮肤的手,抽动活塞,如无回血,缓慢注入药液	• 一般将针梗的1/2～2/3刺入,切勿将针头全部刺入,以防针梗从根部衔接处折断,难以取出 • 注入药液过程中,注意观察患者的反应
7. 拔针	◆注射完毕,用无菌干棉签轻压进针处,快速拔针,按压片刻	• 压迫至不出血为止
8. 再次核对	◆再次核对患者、药液	• 操作后查对
9. 整理、记录	◆协助患者取舒适卧位,清理用物 ◆洗手、记录	• 记录注射时间,药物名称、浓度、剂量,患者反应等
评价		
	◆医患沟通良好,患者理解操作目的,积极配合 ◆严格遵守注射原则,操作规范	

（四）注意事项

（1）严格执行查对制度和无菌操作原则。

（2）两种药物同时注射时,注意配伍禁忌。

（3）对2岁以下婴幼儿不宜选用臀大肌注射,因其臀大肌尚未发育良好,注射时有损伤坐骨神经的危险,最好选择臀中肌和臀小肌注射。

（4）进针时切忌将针梗全部刺入,以防针梗从衔接处折断。若针头折断,应先稳定患者情绪,并嘱患者保持原位不动,固定局部组织,以防断针移位,同时尽快用无菌血管钳夹住断端取出;如断端全部埋入肌肉,应迅速请外科医生处理。

（5）对需长期注射的患者,应交替更换注射部位,并选用细长针头,以避免或减少硬结的发生。

四、静脉注射法

静脉注射法(intravenous injection,IV)是将药液注入静脉的方法。

（一）目的

（1）注入药物,用于药物不宜口服、皮下注射或肌内注射,需迅速发生药效时。

（2）注入药物作某些诊断性检查。

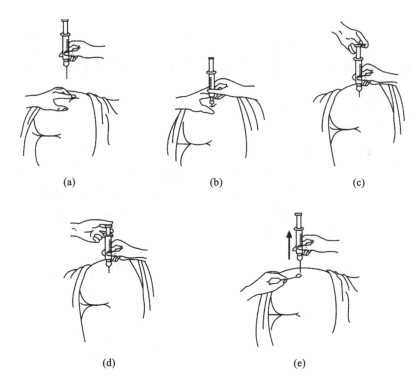

(a) (b) (c)

(d) (e)

图 4-10　肌内注射

（3）静脉营养治疗。

（二）注射部位

常用静脉注射部位见图 4-11。

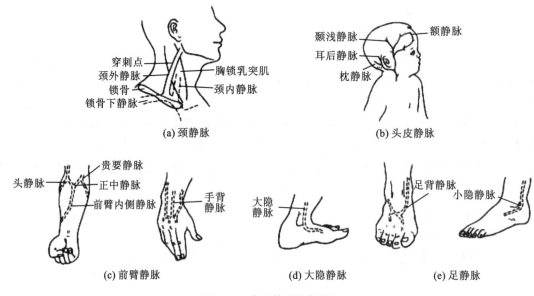

(a) 颈静脉 (b) 头皮静脉

(c) 前臂静脉 (d) 大隐静脉 (e) 足静脉

图 4-11　常用静脉注射部位

1.四肢浅静脉 上肢常用肘窝的贵要静脉、正中静脉、头静脉及手背静脉;下肢常用大隐静脉、小隐静脉及足背、踝部等处浅静脉。

2.头皮静脉 小儿头皮静脉极为丰富,分支甚多,互相交错成网且静脉表浅易见,易于固定,方便患儿活动,故小儿静脉注射多采用头皮静脉。

3.股静脉 股静脉位于股三角区,在股神经和股动脉的内侧。

（三）操作流程

静脉注射法操作流程见表 4-6。

表 4-6 静脉注射法操作流程

操作程序	操作步骤	要点说明
评估		
	◆患者病情、治疗情况、意识状态、肢体活动能力	
	◆对用药计划的了解、认识程度及合作程度	
	◆穿刺部位的皮肤状况、静脉充盈度及管壁弹性	
准备		
1.操作者准备	◆着装整洁,洗手,戴口罩	
2.用物准备	◆注射盘、注射器（规格视药量而定）、6～9号针头或头皮针、无菌纱布、止血带、注射用小垫枕、注射卡,必要时备胶布、药液、皮肤消毒用物	
3.环境准备	◆清洁、安静、光线充足,必要时用屏风遮挡患者	
4.患者准备	◆了解静脉注射的目的、方法、注意事项及配合要点,药物的作用及副作用	
	◆取舒适体位并暴露注射部位	
实施		
▲四肢静脉注射		
1.吸取药液	◆按医嘱吸取药液	• 严格执行查对制度和无菌操作原则
2.核对解释	◆备齐用物携至床旁,核对患者床号、姓名,做好解释,取得患者合作	• 严格执行查对制度
3.选择静脉	◆协助患者取合适体位,选择合适静脉并暴露注射部位	• 选择粗直、弹性好、易于固定的静脉,避开关节及静脉瓣 • 用手指探明静脉走向及深浅 • 对需长期注射者,应有计划地由小到大,由远心端到近心端选择静脉

续表

操作程序	操作步骤	要点说明
4.垫小枕	◆在穿刺部位下方放置小枕	
5.扎止血带	◆在穿刺点上方(近心端)约 6 cm 处扎紧止血带	• 止血带末端向上,以防污染无菌区域
6.消毒皮肤	◆用 2%碘酊、75%乙醇;或 0.5%碘伏、安尔碘等常规消毒皮肤、待干	
7.二次核对	◆核对患者、药物	• 操作中查对
8.排气、穿刺	◆排尽注射器内空气,嘱患者握拳,一手拇指绷紧静脉下端皮肤,使静脉固定,一手持注射器,食指固定针栓,针头斜面向上,与皮肤呈 15°~30°角自静脉上方或侧方刺入皮下(图 4-12),见回血后再沿静脉走向进针少许	• 穿刺时应沉着,切勿乱刺,一旦出现局部血肿,立即拔出针头,按压局部,另选其他静脉重新穿刺
9.松开止血带	◆松开止血带,嘱患者松拳,固定针头	• 如为头皮针,用胶布固定
10.注入药液	◆缓慢注入药液(图 4-13)	• 根据患者年龄、病情及药物性质,合理调节注药速度,仔细观察局部情况及患者用药反应
11.拔针	◆注射完毕,用无菌干棉签放于穿刺点上方快速拔出针头,按压片刻	• 压迫至不出血为止
12.再次核对	◆再次核对患者、药液	• 操作后查对
13.整理、记录	◆协助患者取舒适卧位,清理用物 ◆洗手、记录	• 记录注射时间,药物名称、浓度、剂量、患者反应等
▲小儿头皮静脉注射		
1.同四肢静脉注射 1~2		
2.选择静脉	◆选择粗直、易于固定的静脉	• 患儿取仰卧位或侧卧位,必要时剃去注射部位毛发
3.消毒皮肤	◆常规消毒皮肤、待干	
4.二次核对	◆核对患者、药物	• 操作中查对
5.排气、穿刺	◆排尽注射器内空气,由助手固定患儿头部。操作者一手拇指、食指固定静脉两端,一手持头皮针,沿静脉向心方向平行刺入,见回血后推药少许。如无异常,用胶布固定针头	• 注射过程中注意约束患儿,防止其抓拽注射部位
6.同四肢静脉注射 10~13		

续表

操作程序	操 作 步 骤	要 点 说 明
▲股静脉注射		
1.同四肢静脉注射1～2		
2.体位	◆协助患者取仰卧位,下肢伸直略外展外旋	
3.消毒	◆常规消毒局部皮肤,并消毒术者左手食指和中指	
4.二次核对	◆核对患者、药物	• 操作中查对
5.排气、穿刺	◆排尽注射器内空气,左手食指置于腹股沟扣及股动脉搏动最明显部位并予固定,右手持注射器,针头与皮肤呈90°或45°角,在股动脉内侧0.5 cm处刺入,抽动活塞见有暗红色回血,提示针头已进入股静脉	• 如抽出血液为鲜红色,提示针头进入股动脉,应立即拔出针头,用无菌纱布紧压穿刺处5～10 min,直至无出血为止
6.注入药液	◆固定针头,注入药液	
7.拔针、按压	◆注射完毕,拔出针头。局部用无菌纱布加压止血3～5 min,然后用胶布固定	• 以免引起出血或形成血肿
8.同四肢静脉注射 12～13		
评价		
	◆医患沟通良好,患者理解操作目的,积极配合	
	◆严格遵守注射原则,操作规范	

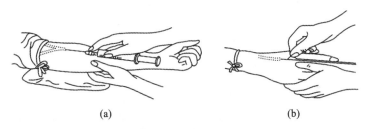

(a)   (b)

图 4-12　静脉注射进针法

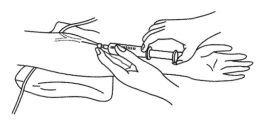

图 4-13　静脉注射推药法

（四）注意事项

（1）严格执行查对制度和无菌操作制度。

（2）应选择粗直、弹性好、易固定的静脉。如需长期静脉给药者，应由远心端到近心端选择静脉进行注射。

（3）根据患者年龄、病情及药物性质，掌握注入药液的速度，并随时观察患者的反应。

（4）静脉注射对组织有强烈刺激的药物，注射前应先用生理盐水做静脉穿刺，确认针头在静脉内后方可推注药液，以防药液外溢导致组织坏死。

（五）静脉注射失败的常见原因

静脉注射失败的常见原因有以下几种（图 4-14）。

（1）针头刺入静脉过少，针头斜面一半在血管内，一半在血管外，抽吸虽有回血，但推药时药液溢至皮下，局部隆起并有痛感。

（2）针头刺入较深，斜面一半穿破对侧血管壁，抽吸有回血，但推药不畅，部分药液溢出至深层组织，患者有痛感。

（3）针头刺入过深，穿透对侧血管壁，抽吸无回血，药物注入深部组织，有痛感，如只推注少量药液，局部可无隆起。

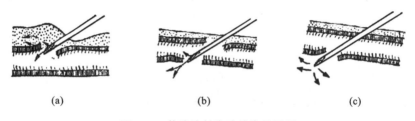

(a)   (b)   (c)

图 4-14 静脉注射失败的常见原因

（陈晓霞）

第五章
药物过敏试验法

临床情景

患者,男,55 岁,因肺炎入院治疗,遵医嘱使用青霉素。连续用药 4 天,第 5 天注射该药 20 min 后患者出现胸闷气急、面色苍白、出冷汗、脉搏细弱,神志清楚,测血压 75/50 mmHg。

问题:

1. 该患者发生了什么情况?

2. 针对该患者应该采用什么急救措施?

3. 在临床工作中如何有效地预防此种情况的发生?

药物过敏反应是异常的免疫反应,仅发生于少数人,主要由特异性抗体 IgE、IgA、IgM 介导产生,可发生于局部,亦可发生于全身。临床表现可有发热、皮疹、血管神经性水肿、血清病综合征等,严重者可发生过敏性休克而危及生命。药物过敏反应的发生与人的过敏体质有关,而与药物的药理作用和用药剂量无关。

在使用致敏性高的药物前,应仔细询问患者的用药史、过敏史、家族史,并做药物过敏试验,同时做好急救准备,以防止过敏反应的发生。

第一节 青霉素过敏试验及过敏反应的处理

青霉素通过抑制细菌细胞壁合成而发挥杀菌作用,临床使用广泛,具有毒性低、疗效好、抗菌谱广等特点。但青霉素易致过敏反应,是各类抗生素中过敏反应发生率最高的药物。因此,在使用任何青霉素制剂前均应先做皮肤过敏试验,结果为阴性者方可用药,同时要加强青霉素使用前、后的监测,及时发现过敏反应并处理。

一、青霉素过敏反应的原因

青霉素主要用于敏感的革兰阳性球菌、阴性球菌和螺旋体感染。其本身不具免疫原性,制剂中所含高分子聚合体(6-氨基青霉烷酸)、降解产物(青霉烯酸、青霉噻唑酸等)作为半抗原进入人体后,可与蛋白质、多糖及多肽类结合成为全抗原,刺激机体产生特异性抗体IgE,黏附于某些组织如皮肤、鼻、咽、声带、支气管黏膜下微血管周围的肥大细胞及血液中的白细胞(嗜碱性粒细胞)表面,使机体呈现致敏状态,此阶段不发生过敏反应。当机体再次接受类似的抗原刺激时,抗原与抗体结合,导致肥大细胞破裂,释放出组胺、白三烯、缓激肽、5-羟色胺等血管活性物质,作用于效应器官,使平滑肌收缩、毛细血管扩张及通透性增强、腺体分泌增加,出现荨麻疹、喉头水肿、休克等一系列过敏反应。

二、青霉素过敏试验法

(一) 目的

判断患者是否对青霉素过敏,作为临床应用青霉素的依据。

(二) 操作流程

青霉素过敏试验法操作流程见表 5-1。

表 5-1 青霉素过敏试验法操作流程

操作程序	操作步骤	要点说明
评估		
	◆患者的用药史、过敏史、家族史	• 青霉素过敏者忌做过敏试验
		• 有其他药物过敏者慎做过敏试验
	◆患者是否进餐	• 空腹时不宜做过敏试验
	◆患者病情、治疗情况、用药情况	
	◆患者对青霉素过敏试验的认识、心理状态、合作程度,注射部位的情况	• 已使用青霉素,但停药 3 天后需再次使用,或使用过程中更换青霉素批号等,需重做过敏试验
计划		
1.操作者准备	◆着装整洁,修剪指甲,洗手,戴口罩	
2.用物准备	◆注射盘、5 mL 注射器、1 mL 注射器、青霉素(80 万 U/瓶)、生理盐水。另备抢救物品,如注射器、0.1%盐酸肾上腺素、简易呼吸器、氧气、吸痰器及其他常用抢救药物、器械等	
3.环境准备	◆安静、整洁、光线适宜	
4.患者准备	◆了解过敏试验目的、方法及相关知识,积极配合	
实施		
1.试验液标准	◆每毫升试验液含青霉素 200～500 U	

操作程序	操作步骤	要点说明
2.配制方法	◆取 80 万 U 青霉素核对、检查 (1)抽取生理盐水 4 mL 注入溶解,含青霉素 20 万 U/mL (2)抽取上液 0.1 mL,加生理盐水稀释至 1 mL,混匀,则含青霉素 2 万 U/mL (3)抽取上液 0.1 mL,加生理盐水稀释至 1 mL,混匀,则含青霉素 2000 U/mL (4)抽取上液 0.1 mL(或 0.25 mL),加生理盐水稀释至 1 mL,混匀,含青霉素 200 U(或 500 U)备用	• 用 5 mL 注射器 • 用 1 mL 注射器 • 取 0.1 mL 原液时不能混有气体,抽吸生理盐水过程中勿使气体进入注射器内
3.皮内试验	◆在患者前臂掌侧下段皮内注射青霉素皮试液 0.1 mL(含青霉素 20 U 或 50 U)	
4.结果判断	◆20 min 后观察、判断结果 ◆阴性:皮丘无改变,周围不红肿,无红晕,无自觉症状 ◆阳性:皮丘隆起出现红晕硬块,直径大于 1 cm 或周围出现伪足、有痒感,可出现头晕、心慌、恶心等,严重者可发生过敏性休克	• 嘱患者勿搔抓、按压皮丘,勿离开、剧烈活动。有异常及时报告 • 可疑阳性:皮丘直径在 1 cm 以内,患者无自觉症状
5.记录结果		• 结果阳性者,在体温单、病历、医嘱单、床头卡醒目注明,并告知患者
6.整理归位		
评价		
	◆医患沟通良好,患者理解操作目的,积极配合 ◆严格遵守注射原则,操作规范	

（三）注意事项

（1）进行青霉素过敏试验前详细询问患者的用药史、药物过敏史及家族过敏史。

（2）初次用药、停药 3 天后再用以及在用药过程中更换青霉素批号时,均须按常规做过敏试验。

（3）皮试液需现用现配,浓度剂量准确。

（4）皮试后密切观察并及时观察患者,首次注射需观察 30 min,并做好急救准备工作,青霉素使用过程中仍需继续严密观察反应。

（5）皮试结果阳性者不可使用青霉素,并在体温单、病历、医嘱单、床头卡醒目注明,同时将结果告知患者及其家属。

（6）可疑阳性时,应在对侧前臂相应部位皮内注射 0.1 mL 生理盐水做对照试验,确认阴性后方可用药。

三、青霉素过敏性休克及处理

（一）临床表现

青霉素过敏性休克是最严重的过敏反应，多发生在注射后 5～20 min 内，甚至可发生在数秒内，可发生在皮内试验过程中，也可发生于初次肌内注射或静脉注射时（皮试结果阴性），甚至有极少数患者发生于连续用药过程中。

（1）呼吸道阻塞症状：由喉头水肿、支气管痉挛和肺水肿所致，表现为胸闷、气促、呼吸困难伴濒死感。

（2）循环衰竭症状：由于周围血管扩张，通透性增强，有效循环血量不足所致，表现为面色苍白、发绀、脉搏细弱、出冷汗、血压下降等。

（3）中枢神经系统症状：由于脑组织缺氧，表现为面及四肢麻木、意识丧失、抽搐、大小便失禁等。

（4）其他过敏反应症状：可有荨麻疹、恶心、呕吐、腹痛、腹泻等症状。

（二）急救措施

（1）立即停药，使患者平卧，注意保暖，报告医生，就地抢救。

（2）立即皮下注射 0.1% 盐酸肾上腺素 1 mL（小儿酌减）。症状如不缓解，可每隔 30 min 皮下或静脉注射 0.5 mL，直至脱离危险。此药是抢救过敏性休克的首选药物，具有收缩血管、增加外围阻力、提升血压、兴奋心肌、增加心排出量和松弛支气管平滑肌的作用。

（3）氧气吸入，改善缺氧。呼吸受抑制时，应立即人工呼吸，给予呼吸兴奋剂，如尼可刹米、洛贝林等。有条件者可行气管插管，喉头水肿致窒息时，应立即行气管切开。

（4）遵医嘱给药。静脉注射地塞米松 5～10 mg，或将氢化可的松 200～400 mg 加入 5%～10% 的葡萄糖溶液 500 mL 中静脉滴注；应用抗组胺药物，如肌内注射盐酸异丙嗪 25～50 mg 或苯海拉明 40 mg；静脉滴注 10% 葡萄糖溶液或平衡溶液扩充血容量，如血压仍未回升，可按医嘱加入多巴胺或去甲肾上腺素静脉滴注。

（5）如发生呼吸、心跳骤停，立即行心肺复苏术。

（6）密切观察患者的生命体征、神志、尿量及其他病情变化，并做好记录。

知识链接

先锋霉素类（包括先锋Ⅴ、先锋Ⅵ）过敏试验法

先锋霉素类药物是一类高效、低毒、广谱、应用广泛的抗生素。因可致过敏反应，故用药前须做药物过敏试验，结果阴性方可使用。其和青霉素之间呈现不完全交叉过敏反应，对青霉素过敏者有 10%～30% 对先锋霉素类药物过敏，而对先锋霉素类药物过敏者，绝大多数对青霉素过敏。

（1）试验药液的配制　配制方法见表 5-2。

表 5-2 试验药液的配制

先锋霉素Ⅵ	加 0.9％氯化钠溶液	先锋霉素含量	要点说明
0.5 g	2 mL	250 mg/mL	充分溶解
取 0.2 mL 上液	0.8 mL	50 mg/mL	混匀
取 0.1 mL 上液	0.9 mL	5 mg/mL	混匀
取 0.1 mL 上液	0.9 mL	500 μg/mL	混匀

（2）试验方法、试验结果判断、过敏反应处理同青霉素。

第二节 链霉素过敏试验及过敏反应的处理

由于链霉素本身的毒性作用（主要表现在对听神经的损害和低钙引起的急性毒性反应）及其所含杂质（链霉胍和二链霉胺）能引起毒性反应和过敏反应，故使用前应做药物过敏试验。

一、链霉素过敏试验法

（一）目的
判断患者是否对链霉素过敏，作为临床应用链霉素的依据。

（二）操作流程
链霉素过敏试验操作流程见表 5-3。

表 5-3 链霉素过敏试验操作流程

操作程序	操作步骤	要点说明
评估		
	◆患者的用药史、过敏史、家族史	
	◆患者是否进餐	
	◆患者病情、治疗情况、用药情况	
	◆患者对链霉素皮试的认知、心理状态、合作程度、注射部位的情况	
计划		
1.操作者准备	◆着装整洁，修剪指甲，洗手，戴口罩	·七步洗手法
2.用物准备	◆除链霉素制剂、5％氯化钙溶液或 10％葡萄糖酸钙溶液外，其他用物同青霉素过敏试验法	
3.环境准备	◆安静、整洁、光线适宜	
4.患者准备	◆了解过敏试验目的、方法及相关知识，积极配合	

续表

操作程序	操作步骤	要点说明
实施		
1. 试验液标准	◆每毫升试验液含链霉素 2500 U	
2. 配制方法	◆取 100 万 U 链霉素核对、检查	
	◆用 5 mL 注射器抽取生理盐水 3.5 mL 注入,溶解后形成 4 mL 溶液,含链霉素 25 万 U/mL	
	◆用 1 mL 注射器抽取上液 0.1 mL,加生理盐水稀释至 1 mL,混匀,则含链霉素 25000 U/mL	
	◆弃去上液 0.9 mL,剩 0.1 mL,加生理盐水稀释至 1 mL,混匀,则含链霉素 2500 U/mL	
3. 皮内试验	◆同青霉素过敏试验法	
4. 结果判断	◆同青霉素过敏试验法	
5. 记录结果	◆同青霉素过敏试验法	
6. 整理归位	◆同青霉素过敏试验法	
评价		
	◆医患沟通良好,患者理解操作目的,积极配合	
	◆严格遵守注射原则,操作规范	

二、链霉素过敏反应及处理

链霉素过敏反应临床上较少见,其表现与青霉素过敏反应大致相同。过敏性休克的发生率不高,但死亡率很高,处理措施与青霉素过敏性休克的基本相同。

链霉素的毒性反应较其过敏反应更常见、更严重,表现为全身麻木、肌肉无力、眩晕、抽搐、耳鸣、耳聋等。因链霉素与 Ca^{2+} 络合,可使毒性症状减轻或消失,故一旦发生,可静脉注射 10% 葡萄糖酸钙溶液或稀释一倍的 5% 氯化钙溶液。

第三节　破伤风抗毒素过敏试验及过敏反应的处理

一、破伤风抗毒素过敏试验法

破伤风抗毒素(TAT)由马的免疫血清精制而成,是一种特异性抗体,能中和患者体液中的破伤风毒素,常应用于救治破伤风患者及有潜在破伤风危险的外伤患者,作为被动免疫预防注射。

TAT 对人体是一种异体蛋白,具有抗原性,注射后易出现过敏反应,故首次用药前须做过敏试验。曾用过破伤风抗毒素、停药超过 1 周者,须重新做过敏试验。

(一)试验液的配制

用 1 mL 注射器抽取 TAT 药液(1500 U/mL)0.1 mL,加生理盐水稀释至 1 mL,摇匀后即得 TAT 试验液(1 mL 内含 TAT150 U)。

(二)试验方法

同青霉素过敏试验法。

(三)结果判断

阴性:皮丘无变化、全身无异常反应。

阳性:皮丘红肿,硬结直径大于 1.5 cm,红晕直径大于 4 cm,有时出现伪足、瘙痒。全身过敏反应同青霉素过敏反应,以血清病型反应多见。

二、破伤风抗毒素脱敏注射法

TAT 是一种特异性抗体,皮试结果即使阳性仍应考虑使用,故需采用脱敏注射法,注射过程密切观察,一旦患者出现异常,应立即采取有效措施。

(一)机制

小量抗原进入人体后,与肥大细胞或嗜碱性粒细胞上的 IgE 结合,使其逐步释放出少量的组胺等血管活性物质,不至于引起症状。短时间内连续多次小量注射后,机体内已产生的 IgE 抗体大部分甚至全部被结合而消耗,最后可以全部注入所需的药量而不会发生过敏反应。

(二)方法

多次(分四次)小剂量(剂量递增)注射药液。每隔 20 min 注射一次,每次注射后应密切观察患者反应。如患者出现气促、发绀、荨麻疹等严重反应或发生过敏性休克,应立即停止注射,并迅速处理。若反应轻微,待症状消退后酌情增加注射次数,减少注射剂量。严密观察,注入余量,以达到给药目的。操作方法见表 5-4。

表 5-4 破伤风抗毒素脱敏注射法

次数	TAT	生理盐水	注射方法
第一次	0.1 mL	0.9 mL	肌内注射
第二次	0.2 mL	0.8 mL	肌内注射
第三次	0.3 mL	0.7 mL	肌内注射
第四次	余量	稀释至 1 mL	肌内注射

知识链接

人破伤风免疫球蛋白(TIG)

TAT 是异种血清蛋白制品,非常容易引起过敏反应,且有致命的危险性。20 世纪 60 年代初,欧美国家成功研制出人破伤风免疫球蛋白(TIG)。TIG 是通过给献血人群注射免疫破伤风类毒素后,筛选出具有高效价抗破伤风抗体的血浆,所获得的高效价抗破伤风免疫球蛋白,可以有效地中和致病的破伤风毒素。与 TAT 相比,TIG 一般没有过敏反应,不需皮试,可重复使用,因此更安全,多用于创伤发生后的预防或破伤风症状出现之后的治疗。治疗的参考剂量为 3000～6000 U，可采用多点肌内注射，在尽可能短的时间内注射完毕。临床上在伤肢近端深部肌肉或伤口周围组织分次注射，疗效更佳。

第四节　普鲁卡因与碘过敏试验

一、普鲁卡因过敏试验法

普鲁卡因是一种常用的麻醉剂，可作局部浸润麻醉、传导麻醉，使用时偶有轻重不同的过敏反应。所以，凡首次应用普鲁卡因或注射普鲁卡因青霉素者均应做过敏试验。

（一）试验方法

取 0.25% 普鲁卡因溶液 0.1 mL 皮内注射，20 min 后观察试验结果。

（二）结果判断及过敏反应处理

同青霉素过敏试验法。

二、碘过敏试验法

临床上常用碘化物作造影剂进行心脑血管、泌尿系、周围血管及其他脏器、各种腔道、瘘管造影及 CT 增强扫描等。在造影前 1～2 天须做过敏试验，阴性者方可做碘造影检查。

（一）试验方法及结果判断

1. 口服法　口服 5%～10% 碘化钾溶液 5 mL，每日 3 次，连服 3 天，观察结果。服药后出现口麻、头晕、心慌、流泪、流涕、恶心呕吐、荨麻疹等症状为阳性。

2. 皮内注射法　取碘造影剂 0.1 mL 进行皮内注射，20 min 后观察结果。局部出现红肿、硬结，直径大于 1 cm 为阳性。

3. 静脉注射法　取碘造影剂（30% 泛影葡胺）1 mL，缓慢静脉注射，密切观察 5～10 min。有呼吸、脉搏、血压和面色等改变为阳性。

在静脉注射造影剂前，必须先做皮内试验，结果为阴性者再做静脉注射试验。结果均为阴性者方可进行碘剂造影。

（二）过敏反应处理

处理方法同青霉素过敏试验法。少数患者试验结果为阴性，但在注射碘造影剂时仍可能发生过敏反应，所以造影时须备好急救药品。

（李沛霖）

第六章
静脉输液与输血

患者,刘某,女,70岁,患风湿性心脏病25年,此次无明显诱因出现发热3天,并伴有咳嗽、咳黄痰,量少不易咳出,无痰中带血,无流涕、打喷嚏而入院。初步诊断为"老年肺部感染",入院后给予静脉抗炎等治疗,第2天晚出现胸闷、憋气,咳嗽剧烈,并有较多粉红色泡沫痰。

问题:

1. 该患者出现了什么情况?

2. 应立即为该患者采取什么治疗措施?

3. 该患者输液时应注意什么?

第一节　静脉输液

静脉输液是利用液体静压和大气压的原理,将大量无菌溶液或药物直接输入静脉的治疗方法,是临床常用的基本护理操作技术。

一、静脉输液的目的

(1) 补充水分和电解质,预防和纠正水、电解质和酸碱平衡失调。常用于脱水、酸碱代谢紊乱等患者,如腹泻、剧烈呕吐、大手术后的患者。

(2) 补充营养,供给热能,促进组织修复,维持正氮平衡。常用于慢性消耗性疾病、禁食、昏迷及口腔疾病等患者。

(3) 输入药物,治疗疾病。如输入抗生素控制感染,输入脱水剂降低颅内压,输入解毒药物达到解毒作用等。

(4) 补充血容量,改善微循环,维持血压及微循环灌注量。常用于严重烧伤、大出血、休克等患者。

二、常用溶液及其作用

（一）晶体溶液

晶体溶液相对分子质量小，在血管内停留时间短，对于维持细胞内、外水分的相对平衡具有重要的作用，可用于纠正体液及电解质失衡等。常用的晶体溶液如下。

1. 葡萄糖溶液 补充水分和热量，减少蛋白质消耗。常用溶液有5％葡萄糖溶液和10％葡萄糖溶液。

2. 等渗电解质溶液 补充水分和电解质，维持体液和渗透压平衡。常用溶液有0.9％氯化钠溶液、5％葡萄糖氯化钠溶液、复方氯化钠溶液（林格等渗溶液）等。

3. 碱性溶液 调节酸碱平衡，纠正酸中毒。常用溶液有碳酸氢钠溶液（4％和1.4％两种）和乳酸钠溶液（11.2％和1.84％两种）。

4. 高渗溶液 利尿脱水，降低颅内压。常用溶液有20％甘露醇、25％山梨醇、25％～50％葡萄糖溶液等。

（二）胶体溶液

胶体溶液相对分子质量大，在血管内停留时间长，能有效维持血浆胶体渗透压，增加血容量，改善微循环，提升血压。常用的胶体溶液如下。

1. 右旋糖酐 中分子右旋糖酐（如右旋糖酐-70），可提高血浆胶体渗透压，扩充血容量。低分子右旋糖酐（如右旋糖酐-40），可降低血液的黏度、改善微循环和组织灌注量，抗血栓形成。

2. 代血浆 增加循环血量和心输出量，急性大出血时可与全血共用。常用溶液有羟乙基淀粉溶液（706代血浆）、氧化聚明胶、聚乙烯吡咯酮溶液等。

3. 血液制品 提高胶体渗透压，增加循环血量，补充蛋白质和抗体，有助于组织修复和增强机体免疫力。常用溶液有5％白蛋白、血浆蛋白等。

（三）静脉高营养液

静脉高营养液可供给热量，补充蛋白质，维持正氮平衡，补充各种维生素和矿物质。常用于营养摄入不足或不能经消化道摄取营养的患者。常用的溶液有复方氨基酸、脂肪乳等。

知识链接

补 液 原 则

输入溶液的种类和量要根据患者体内水、电解质及酸碱平衡紊乱的程度来确定。一般遵照"先晶后胶、先盐后糖、先快后慢、宁酸勿碱、宁少勿多"的原则。尿量增加到40 mL/h时，需要遵循"四不宜"的原则适当补钾，即不宜过早（见尿补钾）、不宜过快（不超过20 mmol/h）、不宜过浓（浓度不超过0.3％）、不宜过多（成人每日不超过6 g，小儿不超过0.1～0.3 g/kg体重）。

三、常用输液部位

（一）周围静脉

常用输液部位有上肢浅静脉（头静脉、肘正中静脉、贵要静脉、手背静脉网）及下肢浅静脉（大隐静脉、小隐静脉和足背静脉网）（图6-1）。其中手背静脉网是成人输液的首选部位，贵要静脉和头静脉常用于静脉采血、静脉推注药物或经外周中心静脉插管（PICC）。

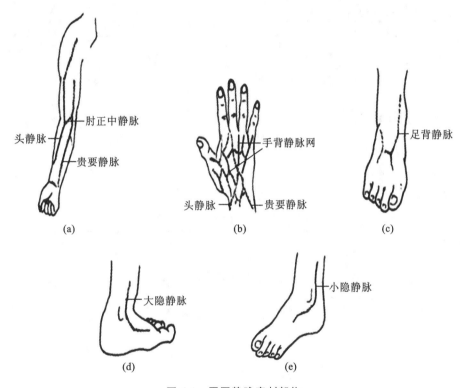

(a)　　　　　　　　(b)　　　　　　　　(c)

(d)　　　　　　　　(e)

图 6-1　周围静脉穿刺部位

（二）头皮静脉

常用于小儿的静脉输液，常用输液部位有额静脉、颞浅静脉、枕静脉和耳后静脉（图6-2）。

（三）颈外静脉和锁骨下静脉

常用于需长期持续输液或静脉高营养的患者进行中心静脉插管。行颈外静脉插管时，取下颌角与锁骨上缘中点连线的上1/3颈外静脉外缘为穿刺点（图6-3）。行锁骨下静脉插管时，取胸锁乳突肌外侧缘与锁骨上缘所形成的夹角平分线距离顶点 0.5～1 cm 为穿刺点（图6-4）。

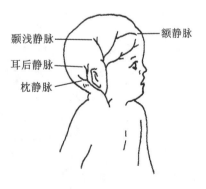

图 6-2　小儿头皮静脉

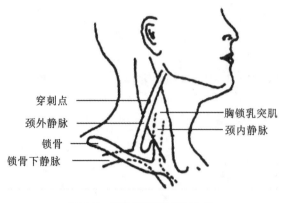

图 6-3　颈外静脉穿刺定位法

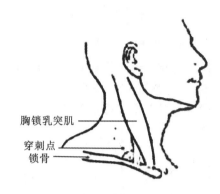

图 6-4　锁骨下静脉穿刺定位法

四、常用静脉输液法

（一）周围静脉输液法

1. 目的　同"静脉输液的目的"。

2. 操作流程　见表 6-1。

表 6-1　周围静脉输液技术操作流程

操作程序	操作步骤	要点说明
评估		
	◆患者年龄、病情、心肺功能、意识状态、用药情况（效果、不良反应、过敏史、药物特性、注意事项)等	
	◆患者肢体活动度、穿刺部位皮肤及血管状况等	
	◆患者对静脉输液的认识、心理状态及合作程度	
计划		
1.操作者准备	◆着装整洁,修剪指甲,洗手,戴口罩	• 七步洗手法
2.用物准备	◆密闭式一次性输液器 1 套、无菌棉签、无菌纱布、输液溶液、胶布或输液贴、瓶套、弯盘、输液卡、止血带、治疗巾、小垫枕、输液架、必要时备夹板及绷带	• 根据需要可备静脉留置针（图6-5)、封管液（无菌生理盐水或稀释肝素溶液)、输液泵
3.环境准备	◆安静、整洁、光线适宜	
4.患者准备	◆了解静脉输液的目的、方法、注意事项及配合要点 ◆输液前排尿、排便,取舒适卧位	

续表

操作程序	操作步骤	要点说明
实施		
▲密闭式静脉输液法		
1.准备药液	◆核对检查:核对药液瓶签和药液质量 ◆填写、粘贴输液卡:根据医嘱填写输液卡,将其倒贴于输液瓶上 ◆加药:套上瓶套,启开铝盖中心部分,常规消毒瓶塞,按医嘱加入药物,有计划地安排输液顺序	• 核对药名、浓度、剂量和有效期,检查瓶口有无松动、瓶体有无裂痕,对光检查药液有无絮状物、沉淀、浑浊以及颜色变化等
2.插输液器	◆常规消毒瓶塞及瓶颈 ◆检查一次性输液器并打开,把针头插入瓶塞至针头根部,固定通气管,关闭调节器	• 检查输液器的有效期及密闭性
3.再次核对	◆携用物至患者床旁,核对、解释 ◆再次洗手	
4.排气	◆将输液瓶挂于输液架上,一手倒持茂菲氏滴管,液体流入滴管的1/2~2/3时迅速转正滴管,另一手打开调节器,直至空气排尽,再关调节器(图6-6)	• 输液前排尽输液管及针头内空气,防止发生空气栓塞
5.选择静脉、消毒	◆助患者取舒适卧位,在穿刺部位下铺治疗巾、垫枕,备输液贴,在穿刺点上方6 cm处扎止血带,常规消毒皮肤,消毒范围大于5 cm,待干	• 避开关节和静脉瓣,有计划地选用静脉 • 注意使止血带尾端朝上
6.再次核对及排气	◆核对患者床号、姓名、药名、浓度、剂量、给药时间和给药方法	• 严格执行查对制度
7.穿刺	◆嘱患者握拳,左手绷紧皮肤,右手持针柄,使针尖斜面朝上,行静脉穿刺,见回血后再平行进针少许	• 确保针头斜面全部进入血管
8.固定、调速	◆固定针柄 ◆"三松"(松止血带,嘱患者松拳,松开调节器)。液体滴入顺畅,患者无不适,用胶布或输液贴固定,脱手套,调节输液速度,交代注意事项	
9.核对记录	◆再次核对,在输液卡上签名,挂于输液架上,撤出治疗巾、垫枕,整理床单位	
10.观察病情	◆输液过程中加强巡视,注意输液反应,保证输液通畅	

续表

操作程序	操作步骤	要点说明
11. 更换液体	◆连续输液者,核对第二瓶液体无误后,常规消毒瓶塞,拔出第一瓶内的通气管和输液导管,迅速插入第二瓶内,检查液面高度是否合适、管道有无气泡、输液是否通畅	• 需要 24 h 连续输液者,应按照无菌操作每日更换输液器
12. 拔针、按压	◆输液完毕,关闭调节器,揭去胶布,用无菌干棉签轻压穿刺点上方,迅速拔针,嘱患者按压局部 1～2 min(至无出血为止)	• 输液完毕后及时拔针,以防止空气进入导致空气栓塞 • 拔针时按压部位应稍靠近皮肤穿刺点,以防皮下出血
13. 整理用物	◆协助患者取舒适卧位,整理床单位。分类处理用物,洗手、摘口罩,记录	
▲静脉留置针输液法		
1. 备药液、核对、解释、排气	◆同密闭式静脉输液法	• 适用于长期输液、静脉穿刺困难及危重患者
2. 准备留置针	◆核对检查后取出静脉留置针(图 6-5)	• 检查透明敷贴的外包装并注明留置时间。检查留置针的型号、有效期及包装是否完好
3. 连接输液器	◆将输液器针头插入留置针的肝素帽内,打开输液器调节器,排尽空气后备用	
4. 选择静脉、消毒	◆协助患者取舒适卧位,戴手套,在穿刺部位下铺治疗巾、垫枕,在穿刺点上方 8～10 cm 处扎止血带,常规消毒皮肤	• 选择弹性好、走向直、便于穿刺的血管
5. 再次核对及排气	◆核对患者床号、姓名、药名、浓度、剂量、给药时间和给药方法	• 操作中查对
6. 穿刺	◆取下针套,旋转松动外套管,嘱患者握拳,左手绷紧皮肤,右手持静脉留置针,使针尖斜面向上与皮肤成 15°～30°进针,见回血后放平针翼沿静脉走行继续进针 0.2 cm ◆左手持 Y 接口,右手后退针芯约 0.5 cm 将外套管送入静脉内,左手固定两翼,右手随即退出针芯 ◆松开止血带,嘱患者松拳,打开调节器	
7. 固定、核对	◆用透明敷贴作密闭式固定导管,并在透明膜上记录留置时间,再次核对,脱手套,调滴速	• 用无菌透明敷贴避免穿刺点及周围污染,且便于观察穿刺点的情况

续表

操作程序	操作步骤	要点说明
8.封管	◆输液完毕,核对后关闭调节器,拔出输液器针头,用注射器边缓慢推注封管液边退针,确保正压封管	• 常用封管液:①无菌生理盐水,每次用 5～10 mL,每隔 6～8 h 重复冲管一次;②稀释肝素溶液,每毫升生理盐水含肝素 10～100 U,每次用量 2～5 mL
9.再次输液	◆常规消毒肝素帽,用注射器推注 5～10 mL 生理盐水冲管,再将静脉输液器针头插入静脉帽内输液	• 每次输液前后均检查局部静脉有无红、肿、热、痛及硬化,询问患者有无不适 • 控制输液速度、药物用量
10.拔针	◆输液完毕,关闭调节器,揭开敷贴,取无菌干棉签按压穿刺点上方,快速拔针,按压至无出血为止	
11.整理	◆协助患者取舒适卧位,整理床单位,处理用物,洗手,取口罩,记录	
▲输液泵输液法		
1.核对解释	◆携用物至床旁,核对,解释	
2.输液泵准备	◆将输液泵固定在输液架上,接通电源,打开开关。按密闭式输液法备好药液,排尽输液器内空气	
3.设定参数	◆打开泵门,将输液管放于输液泵管道槽中,关闭泵门。遵医嘱设定输液总量及输液速度	• 告知患者若输液泵出现报警,要及时通知医护人员
4.穿刺	◆常规静脉穿刺,确认设置无误后,按"开始/停止"键,启动输液泵	• 输液时肢体不要剧烈运动,不可随意搬动输液泵
5.核对	◆再次核对,在输液卡上签名,挂于输液架上。告知患者输液中的注意事项	
6.拔针	◆输液结束,输液量显示键闪烁时,再次按"开始/停止"键,关闭输液泵。取无菌干棉签按压穿刺点上方,快速拔针,按压片刻至无出血	
7.整理	◆打开泵门,取出输液管。整理床单位,处理用物。洗手,取口罩,记录	
评价		
	◆患者了解静脉输液的目的及相关知识,主动配合 ◆护士操作规范,无局部、全身不适和不良反应	

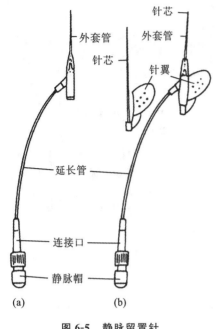

图 6-5　静脉留置针

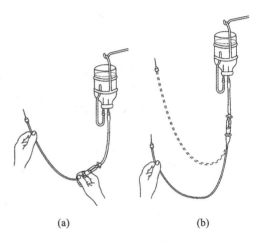

图 6-6　静脉输液排气法

3. 注意事项

（1）严格执行查对制度,遵守无菌操作原则。

（2）对长期输液者,注意保护和合理使用静脉,一般从远端小静脉开始,交替使用(抢救时可例外)。

（3）注意药物配伍禁忌,根据患者病情、治疗原则、药物性质等,遵医嘱有计划、合理地分配药物;对于刺激性药物或特殊药物,应先确认针头已刺入静脉内。

（4）严格控制输液速度。一般成人 40～60 滴/分,儿童 20～40 滴/分。对心肺疾病患者、肾疾病患者、年老体弱者、婴幼儿输入速度宜慢,输入高渗盐水、含钾药物、升压药等应适当减慢输液速度;严重脱水、心肺功能良好者可稍快。

（5）加强输液过程的巡视,倾听患者主诉,随时观察患者反应及滴速,及时处理输液故障或输液反应,每次巡视后应做好记录。

（6）严禁在输液的肢体侧进行抽血化验或测量血压。

（7）静脉留置针输液时注意保护肢体,不输液时避免肢体下垂。能够下床活动的患者,避免使用下肢静脉留置。静脉留置针一般可保留 3～5 天,最好不要超过 7 天。

（8）输液泵输液时要正确设定输液速度和药液用量,防止出现差错。

（二）头皮静脉输液法

头皮静脉输液法常用于婴幼儿,穿刺时注意头皮静脉和动脉的鉴别(表 6-2)。

表 6-2　小儿头皮静脉与动脉的区别

项　目	头皮静脉	头皮动脉
外观	微蓝色	浅红色或与皮肤同色
管壁	管壁薄,易压瘪	管壁厚,不易压瘪

续表

项　目	头皮静脉	头皮动脉
搏动	无搏动	有搏动
滑动	不易滑动	易滑动
血流方向	向心方向	离心方向
注药	阻力小	阻力大,局部血管突起,颜色苍白,患儿尖叫

1. 目的　同周围静脉输液法。

2. 操作流程　见表6-3。

表6-3　头皮静脉输液法操作流程

操作程序	操作步骤	要点说明
评估		
	◆患者年龄,病情、心肺功能、意识状态、用药情况(效果、不良反应、过敏史、药物特性、注意事项)等 ◆穿刺头部皮肤及静脉血管情况 ◆患儿家属对头皮静脉输液的理解和配合程度	
计划		
1.操作者准备	◆衣帽整洁,清洗双手,戴口罩	• 七步洗手法
2.用物准备	◆4～5号头皮针、备皮用物。余同密闭式静脉输液法	
3.环境准备	◆安静、整洁、光线适宜	
4.患者准备	◆患儿家属协助患儿排尿、排便,取舒适体位,了解头皮静脉输液的目的、方法、注意事项及配合要点	
实施		
1.备药、核对、解释、排气	◆同密闭式静脉输液法	
2.选择静脉、消毒、再次核对	◆患儿取仰卧位或侧卧位,助手或家属固定患儿头部与肢体。操作者戴手套,选择粗、直的血管,剃除局部头发。75%乙醇消毒皮肤,待干。再次核对	• 操作中查对 • 必要时约束患儿
3.穿刺	◆左手固定静脉,右手持针沿静脉向心方向穿刺,见回血后推注少量液体,无异常用输液敷贴固定	
4.再次核对	◆再次核对,签名后将输液卡挂于输液架上,撤治疗巾,脱手套	
5.调速、记录	◆调节滴速,一般不超过20滴/分。做好记录	
6.观察	◆输液过程中加强巡视,注意输液反应,保证输液通畅,遵医嘱及时更换液体	
7.拔针	◆输液完毕,揭去敷贴,关闭调节器,用干棉签轻压穿刺点,迅速拔针按压片刻至无出血	

操作程序	操作步骤	要点说明
8.整理	◆整理床单位,询问患儿及家属的需要,处理用物,洗手,取口罩	
评价		
	◆患儿家属理解输液目的及相关知识,主动配合	
	◆护士操作规范,无局部和全身不良反应	

3. 注意事项

(1) 严格执行查对制度和无菌技术操作原则。

(2) 输液前尽量不喂食,以免患儿哭闹引起恶心、呕吐,导致窒息。

(3) 嘱患儿家属密切注意,防止患儿拔掉针头,必要时约束患儿双手。

(4) 输液过程中加强巡视,随时观察患儿输液情况、局部皮肤情况、输液效果和不良反应等。

(三) 颈外静脉插管输液法

1. 目的

(1) 长期输液而周围静脉不易穿刺者。

(2) 周围循环衰竭需测中心静脉压者。

(3) 长期静脉内滴注高浓度、刺激性较强的药物或行静脉内高营养的患者。

2. 操作流程 见表 6-4。

表 6-4 颈外静脉插管输液法操作流程

操作程序	操作步骤	要点说明
评估		
	◆患者年龄、病情、意识状态、用药情况、自理能力等	• 询问普鲁卡因过敏史,并做过敏试验
	◆患者的心理状态及配合程度	
	◆穿刺部位皮肤、血管状况及肢体活动度等	
计划		
1.操作者准备	◆衣帽整洁,洗手,戴口罩	• 七步洗手法
2.用物准备	◆无菌穿刺包:内置穿刺针 2 根(长 6.5 cm、内径 2 mm、外径 2.6 mm)、硅胶管 2 条(长 25～30 cm、内径 1.2 mm、外径 1.6 mm)、5 mL 与 10 mL 注射器各 1 个、6 号针头 2 个、平刀片、尖刀片、镊子、无菌纱布、洞巾、弯盘	
	◆1% 普鲁卡因注射液、无菌生理盐水、无菌手套、无菌敷贴、肝素稀释液或 0.4% 枸橼酸钠生理盐水	
	◆余同密闭式静脉输液法	

续表

操作程序	操作步骤	要点说明
3.环境准备	◆安静、整洁、光线适宜	
4.患者准备	◆了解颈外静脉插管的目的,明确所采取的体位并能有效配合	
实施		
1.备药液、核对、解释、排气	◆同密闭式静脉输液法	
2.选择体位	◆协助患者去枕平卧,头偏向一侧,肩下垫一薄枕	• 患者头低肩高,颈部伸直,暴露穿刺部位
3.消毒、局麻	◆操作者立于床头,选择穿刺点并常规消毒局部皮肤 ◆打开无菌穿刺包,戴无菌手套,铺洞巾。抽吸1%普鲁卡因进行局部麻醉,用 10 mL 注射器抽吸生理盐水,以平针头连接硅胶管,排尽空气备用	
4.穿刺	◆尖刀片刺破穿刺点皮肤,左手绷紧穿刺点上方皮肤,右手持穿刺针与皮肤呈45°进针,入皮肤后呈25°沿颈外静脉走行向心刺入(图6-7) ◆见回血后立即退出穿刺针内芯,左手拇指用纱布堵住针栓孔,右手插入硅胶管10 cm左右 ◆插管时边抽回血边缓慢注射生理盐水,确定在血管后,退出穿刺针,再次抽回血,确认在血管内,移去洞巾,接输液器及肝素帽	• 严格无菌技术操作 • 穿刺前可用尖刀在穿刺点上刺破皮肤作引导,以减少进针时的皮肤阻力 • 插入过深,难以通过锁骨下静脉与颈外静脉汇合角处时,可改变方向,再通过 • 插管动作应轻柔,防止硅胶管打折或刺破血管发生意外
5.固定	◆用无菌敷贴覆盖穿刺点,并固定针栓与肝素帽	
6.核对、调速	◆同密闭式静脉输液法	
7.暂停输液	◆暂停输液时,同静脉留置针输液法封管,固定	
8.再次输液	◆先确认导管在静脉内,常规消毒肝素帽,接输液器即可	• 切忌将血凝块和空气推入血管,防止造成栓塞
9.拔管	◆硅胶管末端接注射器,边抽吸边拔出硅胶管,局部按压数分钟,用75%乙醇消毒局部皮肤,用无菌纱布覆盖	
10.整理、记录	◆同密闭式静脉输液法	
评价		
	◆患者了解插管目的,能主动配合 ◆插管顺利,无并发症	

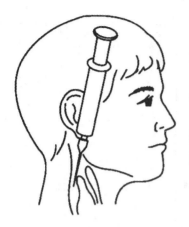

图 6-7 颈外静脉穿刺法

3．注意事项

（1）仔细选择穿刺点，穿刺点位置过高因靠近下颌角而妨碍操作，位置过低则易损伤锁骨下胸膜及肺尖而导致气胸。

（2）加强巡视，发现硅胶管内有回血时，立即用 4％枸橼酸钠生理盐水冲洗，以免堵塞管腔。

（3）每日用碘伏消毒穿刺点及周围皮肤并更换敷料，潮湿后立即更换。更换敷料时注意观察局部皮肤有无红肿，一旦出现，应做相应处理。

（4）拔管时动作轻柔，以免硅胶管折断。

（四）锁骨下静脉穿刺置管输液法

1．目的

（1）长期不能进食或丢失大量液体的患者，补充高热量、高营养液及电解质。

（2）各种原因所致大出血的患者，纠正血容量不足或提升血压。

（3）需较长时间接受化疗的患者，测定中心静脉压，紧急放置心内起搏导管。

2．操作流程 见表 6-5。

表 6-5 锁骨下静脉穿刺置管输液法操作流程

操作程序	操作步骤	要点说明
评估		
	◆患者年龄、病情、意识状态、营养状况等	• 询问普鲁卡因过敏史，并做过敏试验 • 叩诊两肺下界，并听诊两侧呼吸音，以便术后不适时作对照
	◆患者的心理状态及配合程度	
	◆穿刺部位皮肤、血管状况及肢体活动度等	
计划		
1.操作者准备	◆衣帽整洁，洗手，戴口罩	• 七步洗手法
2.用物准备	◆无菌穿刺包：内置 20 号穿刺针 2 根、硅胶管 2 条、射管水枪 1 个、平针头 2 个、5 mL 注射器 1 个、镊子、结扎线、无菌纱布、洞巾、弯盘、1％普鲁卡因注射液、无菌手套、无菌敷贴、0.4％枸橼酸钠生理盐水、1％甲紫 ◆余同密闭式静脉输液法	
3.环境准备	◆安静、整洁、光线适宜	
4.患者准备	◆了解锁骨下静脉插管的目的、方法、注意事项及配合要点 ◆输液前排尿、排便	

续表

操作程序	操 作 步 骤	要 点 说 明
实施		
1.备药液、核对、解释、排气	◆同密闭式静脉输液法	
2.选择体位	◆协助患者去枕平卧,头偏向一侧,肩下垫一薄枕	• 使患者头低肩高,颈部伸直,暴露穿刺部位
3.消毒、局麻	◆操作者立于床头,选择穿刺点并用1%甲紫标记进针点及胸锁关节,常规消毒局部皮肤 ◆打开无菌穿刺包,戴无菌手套,铺洞巾。准备好射管水枪及硅胶管,并抽吸0.4%枸橼酸钠生理盐水,连接穿刺针头(图6-8)。抽吸1%普鲁卡因进行局部麻醉	• 标记进针点和方向可提高穿刺成功率并避免发生气胸等并发症
4.穿刺	◆将针头指向胸锁关节,与皮肤成30°~40°角进针,边进针边抽回血,直至穿刺成功 ◆持射管水枪按试穿方向刺入锁骨下静脉,同时抽回血,见暗红色回血,表明进入锁骨下静脉 ◆嘱患者屏气,操作者一手按紧水枪圆孔及硅胶管末端,另一手快速推活塞,硅胶管随液体进入锁骨下静脉 ◆压住穿刺针顶端,将针退出。待针头退出皮肤后,将硅胶管从水枪中抽出。将输液器导管连接平针头插入硅胶管内,进行输液	• 试穿可探测进针方向、角度和深度 • 射管时推注水枪应迅速,使水枪内压力猛增,方可将管射出 • 一般射入长度:左侧16~19 cm,右侧12~15 cm • 退针时,勿来回转动针头,防止针头斜面割断硅胶管。穿刺针未退出血管时,不可放开按压圆孔处的手指,防止硅胶管吸入
5.固定	◆用无菌敷贴覆盖穿刺点,在距离穿刺点约1 cm处,将硅胶管缝合固定在皮肤上,覆盖无菌纱布并用胶布固定	
6.核对、调速	◆同密闭式静脉输液法	
7.暂停输液	◆暂停输液时,同静脉留置针输液法封管、固定 ◆每天更换穿刺点敷料,用0.9%过氧乙酸溶液擦拭消毒硅胶管,常规消毒局部皮肤	• 不可用乙醇擦拭,因乙醇可使硅胶管老化
8.再次输液	◆先确认导管在静脉内,常规消毒肝素帽,接输液器即可	
9.拔管	◆硅胶管末端接注射器,边抽吸边拔出硅胶管,局部按压数分钟,用75%乙醇消毒局部皮肤,用无菌纱布覆盖	• 切忌将血凝块和空气推入血管,防止造成栓塞
10.整理、记录	◆同密闭式静脉输液法	
评价		
	◆患者了解插管目的,能主动配合 ◆插管顺利,无并发症	

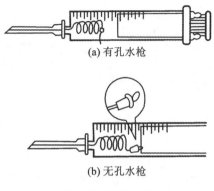

(a) 有孔水枪

(b) 无孔水枪

图 6-8　射管水枪

3. 注意事项

（1）射管时,用手压住水枪圆孔处及硅胶管末端,防止硅胶管内液体全部射入体内。射管时推注水枪活塞应迅速,使水枪内压力猛增而射出硅胶管。

（2）加强巡视,如发现硅胶管内有回血,应及时用 4％枸橼酸钠生理盐水冲管,以防血块阻塞硅胶管。

（3）每日用碘伏消毒穿刺点及周围皮肤并更换敷料,潮湿后立即更换。更换敷料时注意观察局部皮肤有无红肿,一旦出现,应做相应处理。

第二节　静 脉 输 血

静脉输血是将全血或成分血如血浆、红细胞、白细胞或血小板等通过静脉输入体内的方法,是急救和治疗疾病的重要措施之一。

一、静脉输血的目的及原则

（一）输血的目的

1. 补充血容量　增加有效循环血量,提升血压,改善循环。

2. 增加血红蛋白　纠正贫血,提高血红蛋白携氧能力。

3. 补充抗体、补体　增强机体免疫力,提高机体抗感染的能力。

4. 补充血浆蛋白　纠正低蛋白血症,改善营养,维持胶体渗透压,减少组织渗出和水肿。

5. 补充血小板和凝血因子　改善凝血功能,有助于止血。

（二）输血的原则

（1）输血前必须进行血型鉴定及交叉配血试验。

（2）一般情况下应选用同型血液输注,紧急情况无同型血时,可选用 O 型血输注。AB型血的患者可接受其他异型血的输注,但是直接交叉配血试验需为阴性,间接交叉配血试验可为阳性。这种情况,一次输入量不得超过 400 mL,且输入速度应较慢。

（3）如需再次输血,必须重新进行交叉配血试验,以排除机体已产生抗体。

二、血液制品的种类

(一) 全血

1. 新鲜血 新鲜血是指在 4 ℃冰箱内冷藏保存一周内的血,基本上保留了血液中原有的各种成分,如血细胞、凝血因子和血小板。适用于血液病患者。

2. 库存血 库存血是指在 4 ℃冰箱内保存 2～3 周的血,其成分以红细胞和血浆蛋白为主。钾离子含量较高,酸性增强,因此,大量输库存血时要防止酸中毒和高血钾症。适用于各种原因引起的大出血患者。

(二) 成分血

1. 血浆 是全血经分离后所得到的液体部分,主要成分是血浆蛋白,不含血细胞,无需做血型鉴定和交叉配血试验。可用于补充血容量、蛋白质和凝血因子。血浆可分为以下四种。

(1) 新鲜血浆:含全部凝血因子,适用于凝血因子缺乏的患者。

(2) 冰冻血浆:−30 ℃保存,有效期 1 年,使用前需要放在 37 ℃温水中融化,并在 6 h内输入。适用于血容量不足和血浆蛋白低的患者。

(3) 干燥血浆:冰冻血浆在真空装置下干燥制成,有效期为 5 年,使用时加适量等渗盐水或 0.1%枸橼酸钠溶液溶解。

(4) 保存血浆:适用于血容量及血浆蛋白较低的患者。

2. 红细胞制剂

(1) 浓缩红细胞:新鲜全血经离心或沉淀分离血浆后余下的部分,适用于血容量正常的贫血、携氧功能缺陷等患者。

(2) 红细胞悬液:提取血浆后的红细胞加入等量红细胞保养液制成,适用于战地急救和中小手术的患者。

(3) 洗涤红细胞:红细胞经生理盐水洗涤数次后,再加入适量的生理盐水。含抗体物质少,适用于器官移植术后患者、对血浆蛋白有过敏反应的贫血患者、免疫性溶血性贫血患者等。

3. 白细胞浓缩悬液 新鲜全血经离心后获得的白细胞,保存于 4 ℃环境中,48 h 内有效。适用于粒细胞缺乏合并严重感染的患者。

4. 血小板浓缩悬液 全血离心后获得,22 ℃环境保存,24 h 内有效。适用于血小板减少或血小板功能障碍性出血的患者。

5. 各种凝血制剂 如凝血酶原复合物、抗血友病球蛋白、浓缩Ⅷ、Ⅺ因子等,用于各种凝血因子缺乏者。

6. 其他血液制品

(1) 白蛋白制剂:从血浆中提纯而得,能提高血浆蛋白和胶体渗透压,临床上常用有5%的白蛋白制剂,适用于低蛋白血症患者。

(2) 免疫球蛋白和转移因子:含多种抗体,可增加机体免疫力。

(3) 纤维蛋白原:适用于弥散性血管内凝血(DIC)和纤维蛋白缺乏症的患者。

(4) 抗血友病球蛋白浓缩剂:适用于血友病患者。

知识链接

交叉配血试验

临床上主要应用的有 ABO 血型系统和 Rh 血型系统。ABO 血型是根据红细胞膜上是否存在凝集原 A 与 B 而将血液分为 A、B、AB、O 四种血型。Rh 血型是以 D 抗原存在与否来表示 Rh 阳性或阴性。汉族人中 99% 为 Rh 阳性，1% 为 Rh 阴性。为保证输血安全，输血时除做血型鉴定外，还需做交叉相容配血试验，该试验的目的是检查受血者与献血者之间有无不相合抗体。①直接交叉相容配血试验：用受血者血清和供血者红细胞进行配合试验，检查受血者血清中有无破坏供血者红细胞的抗体。②间接交叉相容配血试验：用供血者血清和受血者红细胞交叉配合，检查供血者血清中有无破坏受血者红细胞的抗体。两者都没有凝集反应，方可进行输血。

三、静脉输血的方法

目前均采用密闭式静脉输血法，有直接和间接输血法两种。

（一）目的
同前。

（二）操作流程

静脉输血法操作流程见表 6-6。

表 6-6　静脉输血法操作流程

操作程序	操作步骤	要点说明
评估		
	◆患者年龄、病情、治疗情况、血型、输血史、过敏史	
	◆患者心理状态、对输血的认识及合作程度	
	◆患者穿刺部位皮肤、血管状况及肢体活动度	• 一般采用四肢浅静脉，急症输血时多用肘部静脉，周围循环衰竭时，可采用颈外静脉或锁骨下静脉
计划		
1.操作者准备	◆衣帽整洁，清洗双手，戴口罩	• 七步洗手法
2.用物准备	◆间接静脉输血：同密闭式静脉输液法，另备密闭式一次性输血器 1 套	• 50 mL 血液中加入 3.8% 枸橼酸钠溶液 5 mL
	◆直接静脉输血：同静脉注射，另备 50 mL 注射器及针头数个、3.8% 枸橼酸钠溶液、血压计袖带、生理盐水、按医嘱备血液制品、一次性手套	

续表

操作程序	操 作 步 骤	要 点 说 明
3.环境准备	◆安静、整洁、光线适宜	
4.患者准备	◆了解静脉输血的目的、相关知识及配合要点 ◆输血前排尿、排便,取舒适卧位	
实施		
1.备血	◆根据医嘱填写输血申请单、血型交叉配合检验单、抽取血标本 2 mL,一并送交血库,做血型鉴定和交叉相容配血试验	
2.取血	◆凭提血单到血库,与血库人员共同做好"三查八对"工作。查对正确无误,护士在交叉配血单上签名后方可提血。血液从血库取出后勿震荡,勿加温,勿久置(库血可在室温下放置 15～20 min 后再输入,血液取出后在 4 h 内输完)	• 三查:查血液有效期、质量、血液包装是否完好 • 八对:对姓名、床号、住院号、血袋(瓶)号、血液的种类及剂量、血型、交叉配血试验结果 • 血液内不得加入任何其他药品或溶液
3.核对	◆输血前须与另一名护士再次核对,确定无误后,方可进行输血	
▲间接静脉输血法		
1.穿刺	◆按密闭式静脉输液法穿刺,输入少量生理盐水	
2.输血	◆轻轻旋转血袋,将血液摇匀 ◆常规消毒血袋上的输血接口,拔出输血器针头插入,将血袋挂于输液架上	
3.调节滴速	◆开始输血速度宜慢,小于 20 滴/分,观察 10～15 min 后,患者无不适,按病情及年龄调滴速	• 一般成人 40～60 滴/分,年老体弱、严重贫血、心衰患者及儿童酌减,大量失血患者速度稍快
4.观察	◆协助患者取舒适体位,整理床单位,交代注意事项,勤巡视,注意有无输血反应并及时处理,严密观察患者情况并做好记录	• 需输入另一袋血液时,先输入少量生理盐水
5.输血完毕	◆再滴入少量生理盐水,直至输血器内的血液全部输完,按密闭式静脉输液法拔针 ◆整理床单位,清理用物,做好输血记录	• 记录输血时间、种类、量、血袋号及有无输血反应等
▲直接静脉输血法		
1.核对解释	◆认真核对供血者和患者的姓名、血型及交叉配血结果	• 适用于无血库而患者急需输血及婴幼儿少量输血

续表

操作程序	操 作 步 骤	要 点 说 明
2.采血及输血	◆受血者和供血者分别卧于相邻床上,暴露一侧肢体,将血压计袖带缠于供血者上臂并充气	• 压力维持在 100 mmHg 左右 • 一般选择肘正中静脉
	◆戴手套,常规消毒穿刺部位,用加入抗凝剂的注射器抽取供血者血液	• 从供血者血管内抽血不可过急过快
	◆按静脉注射的方法立即输给受血者,随时观察患者病情变化	• 推注速度不可过快
	◆操作时需要三人配合,一人抽血,一人传递,另一人输血,如此连续进行	
3.拔针	◆输血结束拔出针头,用无菌纱布按压穿刺点至无出血	• 连续抽血时,不需拔出针头,只需更换注射器。更换时,松血压计袖带,并用手指压住静脉远端,以减少出血
4.整理	◆协助患者取舒适体位,交代注意事项,整理床单位,清理用物。脱手套,洗手,记录	• 注射器按一次性医用垃圾消毒处理
评价		
	◆患者了解输血目的及相关知识,能主动配合 ◆操作规范,无不良反应及差错事故发生	

（三）注意事项

（1）严格执行无菌操作和查对制度,严禁同时采集两个及以上血标本,以免差错。

（2）输血前后及两袋血之间应输入少量生理盐水,以免发生不良反应。

（3）血液中不能加入其他药物,如钙剂、酸性或碱性药品、葡萄糖等药物或高/低渗溶液,以防血液凝集或溶解。

（4）血液从血库取出后应在半小时内输入,不宜久置,避免溶血;冷藏血液不能加温,以免血浆蛋白凝固变性而引起反应。

（5）输血过程中加强巡视,随时观察有无输血反应,询问患者有无不适。一旦出现严重的输血反应,须立即停止输血,同时报告医生采取相应的护理措施,并保留余血以备检查、分析原因。

（6）输完的血袋送回输血科保留 24 h,以备发生输血反应时检查、分析原因。

（李沛霖）

第七章
置管治疗技术及护理

第一节　置胃管术及护理

置胃管术是将胃管自鼻腔或口腔通过食道插入胃内的方法。用于管饲饮食和洗胃等。对食管静脉曲张、纵隔肿瘤、食管阻塞等患者不宜做置胃管术。

一、鼻饲法

临床情景

患者，女性，64岁，因严重口腔患疾不能进食，需进行鼻饲以补充营养与水分，请你施行插胃管术。

问题：

1. 在实施插胃管前你应具备哪些解剖知识？

2. 胃管应插入多长？如何确认胃管已到胃内？

3. 插管过程中患者出现呼吸困难、发绀等现象说明什么问题？该如何处理？

4. 患者在插管过程中还可能出现哪些问题？针对这些问题你又该如何处理？

鼻饲法（nasogastric gavage）是将胃管经鼻腔插入胃内，从管内灌注流质食物、水分和药物的方法。

（一）目的

为昏迷、不能经口和张口的患者提供食物、药物，以满足其营养和治疗的需要。

（二）适应证

（1）不能由口进食者，如昏迷、口腔疾病、口腔手术后的患者。

（2）张口困难者，如破伤风患者。

（3）早产儿和病情危重者。

（4）拒绝进食者

（三）操作流程

鼻饲法操作流程见表 7-1。

表 7-1　鼻饲法操作流程

操作程序	操作步骤	要点说明
评估		
	◆患者年龄、病情、治疗情况、意识状态	
	◆患者对鼻饲法的认知、心理状态及合作程度	
	◆患者鼻腔黏膜情况（有无肿胀、炎症、息肉等）	
准备		
1.操作者准备	◆着装整洁,修剪指甲,洗手,戴口罩、帽子	·头发、鼻孔不得外露
2.用物准备	◆无菌鼻饲包内置:弯盘、镊子、压舌板、纱布、胃管、50 mL 注射器、治疗巾、液体石蜡、棉签、胶布、别针、橡皮圈、手电筒、听诊器、鼻饲液（200 mL,38～40 ℃）、温开水适量	
3.环境准备	◆安静、整洁、宽敞、温度适宜	
4.患者准备	◆了解鼻饲目的、方法、注意事项及配合要点,有活动义齿者取下,妥善放置	·取下义齿,防止脱落、误咽
实施		
插管		
1.核对、解释	◆备齐用物携至患者床旁,核对床号、姓名,再次向患者及家属解释操作目的、过程、配合方法	·严格执行查对制度,避免差错事故发生
2.摆体位	◆能配合者取坐位或半坐卧位 ◆无法坐起者取右侧卧位	·半坐卧位或坐位可减轻患者的呕吐反射,有利于胃管插入。右侧卧位根据解剖原理有利于胃管插入
3.铺巾、置盘	◆铺治疗巾于患者颌下,将弯盘置于方便取用处	
4.清洁鼻腔	◆用手电筒观察鼻腔,选择通畅一侧,用棉签蘸水清洁鼻腔,准备胶布	
5.测量长度、标记	◆测量胃管插入长度（方法有两种:前额发际至胸骨剑突处;耳垂经鼻尖至胸骨剑突处）并做标记（或看清刻度）(图 7-1)	·一般成人胃管插入长度为 45～55 cm
6.润滑胃管	◆用液体石蜡润滑胃管前段	·减少插入时的摩擦阻力

续表

操作程序	操作步骤	要点说明
7. 插管	◆操作者一手持纱布托住胃管,一手持镊子夹住胃管前端,沿选定侧鼻孔轻轻插入 ◆插入至 14~16 cm 处(咽喉部)时,嘱患者做吞咽动作,并在吞咽时顺势将胃管向前推进,直至预定长度 ◆为昏迷患者插管:在插管前应去枕,将患者头后仰,当胃管插入 14~16 cm 处时,一手将患者头部托起,使下颌靠近胸骨柄,再缓缓将胃管插入预定的长度(图 7-2)	• 插管时动作轻柔,镊子尖端勿碰及患者鼻黏膜,以免造成损伤 • 吞咽可以帮助胃管迅速进入食管,减轻不适感,必要时可让患者饮少量温开水以助胃管顺利插入 • 插入过程中如患者出现剧烈恶心、呕吐,可暂停插入,嘱患者做深呼吸 • 如患者出现呛咳、呼吸困难、发绀等现象,表明误入气管,应立即拔管,休息片刻后重新插入 • 如插入不畅时应检查口腔,观察胃管是否盘在口中或将胃管抽回一小段,再小心插入 • 昏迷患者头后仰,可避免胃管误入气管 • 下颌靠近胸骨柄可增大咽喉部的弧度,使胃管沿咽喉壁滑行顺利通过
8. 确认胃管	◆确认胃管在胃内的方法有以下三种: (1) 将胃管末端连接注射器抽吸,能抽到胃液 (2) 置听诊器于患者胃部,快速经胃管向胃内注入 10 mL 空气,能听到气过水声 (3) 将胃管末端置于盛水碗中,无气泡逸出	• 如有大量气泡逸出,表明误入气管
9. 固定胃管	◆确认胃管在胃内后,将胃管用胶布固定在鼻翼及面颊处	• 防止胃管移动或滑出
10. 灌注食物	◆先注入少量温开水 ◆缓慢灌注流质食物或药物 ◆鼻饲完毕后,再注入少量温开水	• 温开水可以润滑管腔,防止鼻饲液黏附于管壁 • 每次抽吸鼻饲液时应反折胃管末端,避免灌入大量空气,引起腹胀 • 冲净胃管,防止鼻饲液积存于管腔中变质造成胃肠炎或堵塞管腔
11. 管端固定	◆将胃管末端反折,用纱块包好,用橡皮筋扎紧,用别针将胃管固定于大单、枕旁或患者衣领处	• 防止胃管脱落
12. 整理用物	◆协助患者清洁口腔、鼻孔,整理床单位 ◆嘱患者维持原卧位 20~30 min	• 有助于防止呕吐

续表

操 作 程 序	操 作 步 骤	要 点 说 明
	◆洗净鼻饲用的注射器,放于治疗盘内,用纱布盖好备用	• 鼻饲用物每日更换消毒
13.洗手记录	◆洗手、记录	• 记录插管时间,鼻饲液的种类、量,患者反应
拔管	用于患者停止鼻饲或长期鼻饲需要更换胃管时	
1.拔管前准备	◆携用物(治疗盘内置弯盘、纱块、棉签、松节油、乙醇)至床旁	
	◆核对患者床号、姓名,做好解释,取得患者合作	
	◆置弯盘于患者颌下,夹紧胃管末端,轻轻揭去固定胶布	• 夹紧胃管,防止拔管时管内液体反流
2.拔管	◆用纱布包裹近鼻孔处的胃管,嘱患者深呼吸,在患者呼气时拔管,边拔边用纱布擦胃管,到咽喉处时快速拔出	• 避免胃管内残留液体滴入气管
3.整理用物	◆将胃管放入弯盘中,移到治疗车下层	• 用松节油擦去胶布痕迹,用乙醇去除松节油的味道
	◆清洁患者口腔、鼻腔及面颊,擦去胶布痕迹	
	◆帮助患者漱口,采取舒适卧位,整理床单位	
	◆分类清理用物	
4.洗手、记录	◆洗手,记录拔管的时间和患者的反应	
评价		
	◆医患沟通良好,患者了解操作目的,积极配合	
	◆严格遵守无菌操作技术原则,操作规范,无不适反应	

(四)注意事项

(1)插管时,医患之间必须进行有效沟通,让患者及家属理解鼻饲是必要的、安全的,以减轻患者及家属的心理负担。

(2)操作中动作要轻柔,避免损伤食管黏膜。

(3)每次喂食前应抽吸胃液以证实胃管是否在胃内及是否通畅。

(4)鼻饲过程中,应做到"三避免":避免灌入空气,以防造成腹胀;避免灌入速度过快,防止不适反应;避免鼻饲液过冷或过热,温度过高易烫伤黏膜,过低患者会感到胃部不适。

(5)鼻饲者需用药物时,应将药物研碎、溶解后灌入。若灌入新鲜果汁,应与牛奶分别灌入,防止凝块产生。

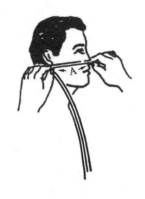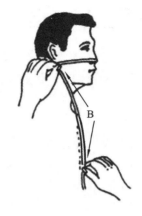

图 7-1 测量胃管插入长度

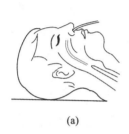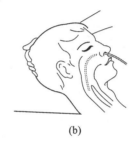

(a)　　　　　　　　　　　　(b)

图 7-2 昏迷患者插胃管法

（6）每次鼻饲量不超过 200 mL，间隔时间不少于 2 h。

（7）鼻饲者每日早、晚进行 2 次口腔护理，并定期更换胃管，普通胃管每周更换一次，硅胶胃管每月更换一次。

知识链接

胃 管 种 类

1. 橡胶胃管　由橡胶制成。优点是管壁厚，管腔小，质量重，可重复灭菌使用，价格便宜。但因对鼻咽黏膜刺激较强，留置时间短于 7 天。因此，现在临床上较少使用。

2. 硅胶胃管　由硅胶制成。优点是质量轻，弹性好，无异味，与组织相容性好；管壁柔软，刺激性小；管壁透明，便于观察管道内情况；管道前端侧孔较大，价格较低廉，可用于留置胃管时间较长的患者。

3. DRW胃管　用无毒医用高分子材料精制而成。优点是前端钝化，经硅化处理，表面光滑，无异味，易顺利插入，不易损伤食管及胃黏膜；管壁显影、透明，刻度明显，易于掌握插入深度。尾端有多个接头，可与注射器、吸引器等紧密连接，置管时间可达 15 天。

课后思考

患者,男性,70岁,因脑卒中后遗症入院,因无法经口入食,需进行鼻饲以补充营养与水分,鼻饲期间,因病情需要由鼻饲管注入刺激性药物引起上腹部烧灼痛而致患者不能按医嘱服药,后将胃管长度再往深延长 7～10 cm,灌入刺激性药物时上腹部烧灼痛症状消失。

问题:

1. 患者为什么会出现上腹部烧灼痛?

2. 临床上置胃管还可能有哪些问题出现,如何应对? 有哪些改良的方法可以借鉴?

附:三腔二囊管止血法

临床情景

患者,男性,55岁,因肝硬化、食管胃底静脉曲张破裂出血入院,现平卧于病床上,准备用三腔二囊管为患者压迫止血,请为患者插管。

问题:

1. 三腔二囊管应插入多长? 如何检查气囊的完整性?

2. 在三腔二囊管充气压迫后,如胃管通畅,如何判断止血效果?

3. 三腔二囊管压迫止血过程中,为什么气囊要定期放气?

4. 患者在插管压迫的过程中可能出现哪些并发症? 针对这些并发症你该如何处理?

5. 如患者病情缓解只需停留胃管进行负压吸引,是否负压越大引流效果越好? 为什么?

三腔二囊管止血法是指利用气囊压力直接压迫胃底和食管下段静脉予以止血的技术。

（一）适应证

适用于食管、胃底静脉曲张破裂大出血患者局部压迫止血。

（二）禁忌证

（1）严重冠心病、高血压者。

（2）心功能不全者慎用。

（三）操作流程

三腔二囊管止血法操作流程见表 7-2。

表 7-2 三腔二囊管止血法操作流程

操作程序	操作步骤	要点说明
评估		
	◆患者年龄、病情、治疗情况、意识状态 ◆患者对插管的认知、心理状态及合作程度 ◆患者鼻腔有无息肉、鼻甲肥厚和鼻中隔弯曲等	• 最好在呕血间歇进行 • 评估患者有无插管禁忌
准备		
1.操作者准备	◆着装整洁,修剪指甲,洗手,戴口罩、帽子	• 头发、鼻孔不得外露
2.用物准备	◆三腔二囊管、50 mL 注射器、止血钳 3 把、治疗盘、无菌纱布、液体石蜡、0.5 kg 重沙袋(或盐水瓶)、血压表、绷带、宽胶布	• 牵引沙袋(或盐水瓶)不宜过重,以防压迫太重,引起黏膜糜烂
3.环境准备	◆安静、整洁、宽敞、温度适宜,必要时用屏风遮挡	
4.患者准备	◆了解操作的目的、方法、注意事项及配合要点 ◆有活动义齿者取下,妥善放置	• 取下义齿,防止脱落、误咽
实施		
1.插管前准备	◆认真检查双气囊和胃腔的管道是否通畅并做好标记,检查双气囊无漏气和充气后无偏移,然后抽尽囊内气体备用 ◆检查漏气的方法 (1)看:把双气囊放入水中察看,无气泡溢出 (2)抽:从双气囊中能抽出等量的气体 (3)听:将双气囊放于耳边听,无漏气的声音	• 胃气囊充气 150～200 mL 压力 40～50 mmHg • 食管囊充气 100～150 mL 压力 30～40 mmHg • 注意检查气囊是否漏气,以免达不到压迫止血的目的
2.核对、解释	◆备齐用物,携置患者床旁,核对床号、姓名,再次向患者及家属解释操作目的、过程、配合方法	• 严格执行查对制度,避免差错事故发生
3.摆体位	◆同鼻饲法	
4.铺巾、置盘	◆同鼻饲法	
5.清洁鼻腔	◆同鼻饲法	
6.测量长度、标记	◆测量三腔二囊管插入长度方法同鼻饲法,并在 45 cm、60 cm、65 cm 处做标记(或看清刻度)	• 一般成人三腔二囊管插入的长度为 50～65 cm
7.润滑胃管	◆用液体石蜡润滑胃管前段及气囊表面	• 减少插入时的摩擦阻力

操作程序	操作步骤	要点说明
8. 插管	◆将三腔二囊管从患者一侧鼻腔插入,到达咽部时嘱患者吞咽配合,使三腔管顺利进入 65 cm 标记处,其他同鼻饲法	• 同鼻饲法
9. 确认胃管	◆同鼻饲法	
10. 固定胃管	◆确认三腔二囊管在胃内后,将三腔二囊管用胶布暂时固定在鼻翼处	• 防止胃管移动或滑出
11. 注气、牵引	◆用注射器先向胃气囊注入空气 150～200 mL(或参照产品说明书),使胃囊充气,即用止血钳将胃气囊钳闭,将三腔二囊管缓缓向外牵引,压迫于胃底。适度拉紧三腔二囊管,在三腔二囊管末端系上牵引绳,再以 0.5 kg 重沙袋(或盐水瓶)通过固定于床架上的滑轮牵引,以达到充分压迫的目的	• 牵引时沙袋或盐水瓶距离地面大约 30 cm • 牵引时鼻孔用棉花等柔软物垫加,以免压迫、摩擦
	◆经观察仍未能止血者,再向食管囊内注入空气约 100 mL(或参照产品说明书),钳住此管腔,使气囊压迫食管下端的曲张静脉(图 7-3)	• 食管囊充气不宜过大,防止食道黏膜缺血坏死
12. 接负压吸引	◆在胃管末端连接负压吸引器,以便吸出胃内容物,做好病情观察	
13. 整理用物	◆协助患者清洁口腔、鼻孔 ◆整理床单位,分类清理用物	• 使患者舒适
14. 洗手、记录	◆洗手、记录	• 记录插管时间,胃内容物量、色,患者的反应
拔管		
拔管指征	◆三腔二囊管压迫 2～3 天后,若无继续出血,可先放出食管囊内气体,并放松牵引,观察 12 h 后仍无出血,再放出胃气囊内气体,保留管道继续观察 24 h,如无出血可考虑拔管	
1. 准备	◆携用物(拔管盘内置弯盘、纱块、棉签、液体石蜡)至床旁,核对患者并解释,以取得患者的配合	
	◆置弯盘于患者颌下,让患者口服 20～30 mL液体石蜡,润滑黏膜和三腔二囊管外壁,夹紧胃管腔末端,轻轻揭去固定胶布	• 避免拔管时损伤黏膜 • 夹紧胃管,防止拔管时管内液体反流
2. 拔管	◆用纱布包裹近鼻孔处的三腔二囊管,嘱患者深呼吸,在患者呼气时拔管,边拔边用纱布擦三腔二囊管,到咽喉处时快速拔出	• 避免胃管内残留液体滴入气管

续表

操作程序	操 作 步 骤	要点说明
3.整理用物	◆将三腔二囊管放入弯盘中,移到治疗车下层 ◆清洁患者口腔、鼻腔及面颊,擦去胶布痕迹 ◆帮助患者漱口,采取舒适卧位,整理床单位 ◆分类清理用物	• 用松节油擦去胶布痕迹,用乙醇去除松节油的味道
4.洗手、记录	◆洗手、记录	• 记录拔管的时间和患者的反应
评价		
	◆医患沟通良好,患者了解操作目的,积极配合 ◆严格遵守无菌技术原则,操作规范,无不适反应	

（四）三腔二囊管压迫期间的护理

1. 病情观察 将胃管连接负压吸引器,保持胃管引流通畅,记录引流液的性质和量,若胃管内无新鲜血吸出,且血压、脉搏渐趋于稳定,说明出血已基本控制。经胃管冲洗胃腔,以清除积血,可减少氨在肠道的吸收,避免血氨增高诱发肝性脑病。在吸引过程中负压不宜过大,以防胃黏膜堵塞引流管入口,影响引流,甚至损伤胃黏膜。

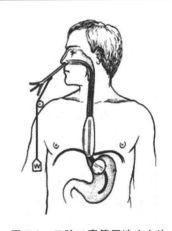

2. 预防黏膜坏死 定时测量气囊内压力,如压力不足止血无效,或压力过高而引起黏膜组织坏死,因气囊压迫过久也会导致黏膜糜烂坏死,故三腔二囊管持续压迫12 h,食管气囊应放气解除压迫,同时放松牵引并将三腔二囊管向胃内送入少许,以暂时解除胃底局部组织的压力,15～30 min后再充气囊恢复牵引。

图 7-3 三腔二囊管压迫止血法

3. 及时处理并发症 当胃气囊充气不足或破裂时,食管气囊可向上移动,如阻塞于喉部则引起窒息,因此在牵引过程中一旦患者发生呼吸困难应立即抽出食管气囊内气体,或剪断三腔二囊管以解除压迫;若患者感到胸骨下不适,出现恶心或频繁期前收缩,可能是胃气囊进入食管下段挤压心脏所引起,应及时检查并予适当调整;及时清除鼻腔、口腔分泌物,并嘱患者勿下咽唾液、痰液等分泌物,以免误入气管引起吸入性肺炎。对于烦躁不安或神志不清的患者,必要时约束双手,以防其试图拔管而发生窒息等意外。

知识链接 ･･･････････････････････････

胃肠减压法

胃肠减压法是指利用负压吸引原理,吸出胃肠道内的积气和积液,降低胃肠道内压力和肠壁张力,改善胃肠壁血液循环,促进胃肠蠕动恢复,减轻腹胀,有利于炎症局限;消化道穿孔时,可减少消化液继续外溢,减少肠腔内的细菌和毒素;胃肠道手术时便于手术操作,增加手术安全性,手术后可减轻切口张力和疼痛,有利于腹部创口愈合。

胃肠减压操作方法同鼻饲法,减压期间的护理主要有以下几点:妥善固定胃管,接负压装置,负压不要超过 50 mmHg;保持胃管引流通畅,定时挤压导管或每隔 2～4 h 用生理盐水 10～20 mL 冲洗胃管一次,防止胃内容物阻塞胃管;观察并记录引流液的性质和量,胃肠减压期间应禁食、禁饮、禁口服药,如需从胃内注入药物时需要暂停减压 1 h,以免药物吸出。

二、洗胃法

临床情景

患者,女性,20 岁。因失恋自服敌百虫(美曲磷酯)20 片,被家人发现后急送入院,入院时意识不清。

问题:

1. 根据患者的病情,可以选择几种洗胃方法?

2. 如何选择洗胃溶液?

3. 洗胃时应注意哪些问题?

洗胃法是将胃管插入患者胃内,反复注入和吸出一定量的溶液,以冲洗并排除胃内容物,减轻或避免吸收中毒的胃灌洗方法。

（一）目的和适应证

1. 解毒　清除胃内毒物或刺激物,减少毒物吸收。用于急性中毒的患者,如食物中毒或药物中毒。服毒后 4～6 h 内洗胃最有效。

2. 减轻胃黏膜水肿　洗出胃内潴留的食物,减轻潴留食物对胃黏膜的刺激,从而减轻胃黏膜水肿和炎症。用于幽门梗阻的患者。

3. 手术或某些检查前的准备　如胃部、食管下段、十二指肠手术前准备。

（二）禁忌证

（1）强腐蚀性毒物(强酸、强碱)中毒者。

（2）中毒所致的惊厥未控制者。

（3）食管胃底静脉曲张、上消化道出血、胃癌患者。

（4）严重心脏病患者。

（三）操作流程

洗胃法操作流程见表 7-3。

表 7-3 洗胃法操作流程

操作程序	操作步骤	要点说明
评估		
	◆患者的年龄、病情、医疗诊断、意识状态等	
	◆口鼻黏膜有无损伤,有无活动义齿	
	◆心理状态以及对洗胃的耐受力、合作程度等	
准备		
1.操作者准备	◆着装整洁,修剪指甲,洗手,戴口罩、帽子	• 头发、鼻孔不得外露
2.用物准备	◆根据不同的洗胃方法进行用物准备	• 根据毒物性质准备拮抗溶液
	◆1)口服催吐法	(表 7-4)
	①治疗盘内置:量杯(或水杯)、压舌板、水温计、	• 毒物性质不明时,可备温开水
	弯盘、塑料围裙或橡胶单(防水布)	或用等渗盐水洗胃
	②洗胃溶液 10000～20000 mL,温度 25～38 ℃	• 洗胃液温度要适宜,温度过
	③盛污水桶 1 个	高,毒物吸收会加快;温度过
	◆2)胃管洗胃法	低肠蠕动加快,促进毒物进入
	①治疗盘:无菌巾内置无菌洗胃包(内有胃管、镊	肠道
	子、纱布)、棉签、量杯;巾外置橡胶单、治疗巾、胶	
	布、液体石蜡、弯盘、水温计,必要时备无菌压舌	
	板、开口器、牙垫、舌钳、试验标本容器或试管、毛	
	巾等	
	②洗胃溶液(同上)	
	③水桶 2 只(1 只盛洗胃液,1 只盛污水)	
	④洗胃设备:漏斗胃管洗胃法需另备漏斗胃管;	
	注洗器洗胃法另备 50 mL 注洗器(或 50～	
	100 mL注射器);电动吸引器洗胃法另备电动吸	
	引器(包括安全瓶及 5000 mL 容量贮液瓶)、Y 形	
	三通管、止血钳、输液架、输液瓶、输液管;自动洗	
	胃机洗胃法另备洗胃机及装置、多项电源插座	
3.环境准备	◆安静、整洁、宽敞、温度适宜,必要时用屏风遮	
	挡	
4.患者准备	◆了解操作的目的、方法、注意事项及配合要点	• 取下义齿,防止脱落、误咽
	◆有活动义齿者取下,妥善放置	
实施		
1.核对、解释	◆备齐用物携至患者床旁,再次核对患者床号、	• 严格执行查对制度,避免差错
	姓名,解释,以取得合作	事故发生
2.洗胃	◆根据患者情况、急救场所与设备条件,采取不	
	同的洗胃方法	

续表

操作程序	操作步骤	要点说明
▲口服催吐法		• 常用于服毒量少、神志清醒且能合作者
1. 摆体位	◆协助患者取坐位	
2. 准备	◆戴好橡胶围裙,取下义齿,置盛水桶于患者坐位前或床旁	
3. 口服催吐	◆嘱患者一次自饮 300～500 mL 洗胃液,然后吐出,必要时可用压舌板压舌根催吐	• 随时观察吐出物的性状和患者的情况
4. 结束标准	◆反复进行,直到吐出的液体澄清无味时为止	• 表明毒物已基本洗干净
5. 整理、记录	◆协助患者洗脸、漱口,分类清理用物 ◆洗手、记录	• 记录溶液的名称、吐出物的性状、患者的反应
▲漏斗胃管洗胃法	见图 7-4	• 利用虹吸原理洗胃
1. 摆体位	◆协助患者取合适卧位:中毒较轻者取半坐卧位;中毒较重者取左侧卧位;昏迷患者取平卧位,头偏向一侧	
2. 准备	◆取下义齿,铺橡胶单和治疗巾于患者颌下,弯盘放于口角旁,污水桶置于床旁	
3. 插胃管	◆用棉签蘸液体石蜡润滑胃管前端,润滑插入长度的 1/3,插入长度为前额发际至剑突的距离,嘱患者张口,由口腔插入胃内,其方法同"鼻饲法",确认胃管在胃内的方法同"鼻饲法",用胶布固定胃管	
4. 吸出胃内容物	◆置漏斗低于胃部水平的位置,挤压橡皮球,抽尽胃内容物,必要时留取标本送检	• 毒物不明时,留取胃内容物送检,以确认毒物性质
5. 灌洗	◆举漏斗高于头部 30～50 cm,倒入洗胃液 300～500 mL,当漏斗内尚余少量溶液时,速将漏斗降至低于胃部水平位置,倒置于污水桶内,利用虹吸作用引流出胃液。若引流不畅,可挤压橡皮球加压吸引	• 一次灌洗量不得超过 500 mL,否则易出现危险
6. 观察	◆在灌洗过程中,注意观察洗出液的性质、颜色、气味、量及患者面色、脉搏、呼吸和血压的变化	• 如患者出现腹痛、休克或洗出液呈血性,应立即停止洗胃,并通知医生采取相应的急救措施
7. 结束标准	◆如上反复灌洗直至洗出液澄清无味为止	• 表明毒物已基本洗干净
8. 拔管	◆洗胃毕,反折拔出胃管	• 防止液体滴入气管
9. 整理、记录	◆协助患者漱口、洗脸,分类整理用物 ◆洗手、记录	• 嘱患者卧床休息 • 记录同口服催吐法

续表

操作程序	操作步骤	要点说明
▲电动吸引器 洗胃法	见图7-5	• 利用负压吸引原理进行洗胃 • 优点:能迅速有效的清除毒物,节省人力,并能准确计算洗胃液量
1. 摆体位	◆协助患者取舒适卧位(同"漏斗胃管洗胃法") ◆取下义齿,铺好橡胶单及治疗巾,弯盘放于口角旁,污水桶放于床旁	
2. 检查、准备	◆接通电源,检查吸引器功能 ◆安装灌洗装置:输液管与Y形主管相连,洗胃管末端及吸引器贮液瓶的引流管分别与Y形管两侧支相连,夹紧输液管,检查各连接处有无漏气。将灌洗液倒入输液瓶内,挂于输液架上(图7-5)	
3. 插胃管	◆插胃管同漏斗胃管洗胃法	
4. 吸出胃内容物	◆开动吸引器,负压宜保持在13.3 kPa左右,吸出胃内容物,必要时留标本送检	• 负压不宜过高,以免引起胃黏膜损伤
5. 灌入洗胃液	◆关闭吸引器,夹紧贮液瓶上的引流管,开放输液管,使溶液流入胃内300~500 mL	• 一次灌洗量不得超过500 mL,否则易出现危险
6. 吸出洗胃液	◆夹紧输液管,开放贮液瓶上的引流管,开动吸引器,吸出灌入的液体	
7. 观察	◆同漏斗胃管洗胃法	
8. 反复灌洗	◆反复灌洗直至洗出液澄清无味为止	• 表明毒物已基本洗干净
9. 拔管	◆洗胃完毕,反折拔出胃管	• 防止管内液体误入气管
10. 整理、记录	◆协助患者漱口、洗脸,分类清理用物 ◆洗手、记录	• 嘱患者卧床休息 • 记录内容同口服催吐法
▲全自动洗胃 机洗胃法		• 通过自控电路的控制使电磁阀自动转换动作,分别完成向胃内冲洗药液和吸出胃内容物的灌洗过程 • 优点:可自动、迅速、彻底地清除胃内容物
1. 操作前检查	◆接通电源,检查仪器功能完好	
2. 插胃管	◆同漏斗胃管洗胃法 ◆用胶布固定,必要时用注射器抽胃内容物送检	
3. 连接准备	◆将洗胃机的三根橡胶管分别和药管、胃管、污水管口连接,将药管的另一端放入盛洗胃液的桶内,污水管另一端放入污水桶内,胃管的另一端和患者的洗胃管连接,调节药液的流速	• 药管管口始终浸没在洗胃液的液面下方

续表

操作程序	操作步骤	要点说明
4. 冲洗	◆接通电源后按"手吸"键,吸出胃内容物,再按"自控"键,洗胃机开始对胃进行自动冲洗。若发现有食物堵塞管道,水流减慢,不流或发生故障时,可交替按"手冲"键和"手吸"键重复冲洗数次,直到管路通畅,再按"手吸"键将胃内容物吸出后,按"自控"键,恢复自动洗胃。直至流出液澄清无味,按"停止"键,停止操作	• 冲洗时,"冲"红灯亮,吸引时,"吸"红灯亮
5. 观察	◆同漏斗胃管洗胃法	• 同漏斗胃管洗胃法
6. 停机、拔管	◆洗胃完毕,反折拔出胃管	• 防止管内液体误入气管
7. 整理用物	◆协助患者漱口、洗脸、取舒适卧位 ◆整理床单位、分类清理用物	
8. 清洗	◆将自动洗胃机三管(药管、胃管、污水管)同时放入清水中,按"清洗"键,清洗各管腔后,将各管同时取出,待仪器内水完全排尽后,按"停止"键关机	• 以免各管道被污物堵塞或腐蚀
9. 洗手、记录	◆洗手、记录	• 记录同口服催吐法
评价		
	◆洗胃彻底有效,且安全无并发症 ◆患者愿意接受并主动配合,身心痛苦减轻 ◆操作规范,能正确处理洗胃过程中的故障	

注:注洗器洗胃法是将胃管从鼻腔插入胃内,用注洗器吸出胃内容物的方法。适用于幽门梗阻、胃手术前患者的洗胃。不适用于中毒患者洗胃。每次注入洗胃液约 200 mL。

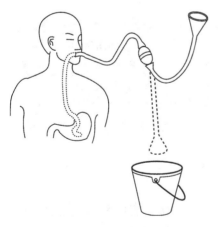

图 7-4 漏斗胃管洗胃法

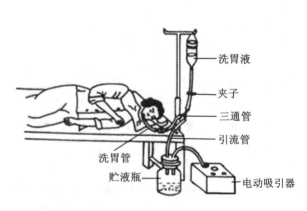

图 7-5 电动吸引器洗胃法

表 7-4 常用洗胃溶液

毒 物 种 类	常 用 溶 液	禁 忌 药 物
酸性物质	美乳、蛋清水①、牛奶	
碱性物质	5%醋酸、白醋、蛋清水、牛奶	
敌敌畏	2%～4%碳酸氢钠溶液、1%盐水、1∶15000～1∶20000高锰酸钾溶液	
1605、1059、4049（乐果）	2%～4%碳酸氢钠溶液	高锰酸钾溶液②
敌百虫	1%盐水或清水、1∶15000～1∶20000高锰酸钾溶液	碱性药物③
DDT（灭害灵）、666	温开水或生理盐水洗胃、50%硫酸钠溶液导泻	油性泻药
氰化物	饮3%过氧化氢溶液④引吐 1∶15000～1∶20000高锰酸钾溶液	
酚类	50%硫酸镁溶液导泻，用温开水、植物油洗胃至无酚味，并在洗胃后多次服用牛奶、蛋清，保护胃黏膜	液状石蜡
巴比妥类（安眠药）	1∶15000～1∶20000高锰酸钾溶液 硫酸钠溶液导泻⑤	硫酸镁
异烟肼（雷米封）	1∶15000～1∶20000高锰酸钾溶液 硫酸镁溶液导泻	
苯酚（石炭酸）	1∶15000～1∶20000高锰酸钾溶液	
灭鼠药		
1. 磷化锌	1∶15000～1∶20000高锰酸钾溶液、0.5%硫酸铜溶液洗胃，0.5%～1%硫酸铜⑥溶液每次10 mL，每5～10 min口服一次，配合用压舌板刺激舌根引吐	鸡蛋、牛奶、脂肪及其他油类食物⑦
2. 抗凝血类（敌鼠钠等）	催吐、温水洗胃、硫酸钠溶液导泻	碳酸氢钠溶液
3. 有机氟类（氟乙酰胺等）	0.2%～0.5%氯化钙溶液或淡石灰水洗胃，硫酸钠溶液导泻，饮用豆浆、蛋清水、牛奶等	
发芽马铃薯	1%活性炭悬浮液	

注释：

①蛋清水可黏附于黏膜表面或创面上，起到保护及减轻患者疼痛的作用。

②1605、1509、4049（乐果）等禁用高锰酸钾溶液洗胃，因能氧化成毒性更强的物质。

③敌百虫遇碱性药物可分解出毒性更强的敌敌畏，其分解过程中可随碱性的增强和温度的升高而加速。

④氧化剂可将化学性毒物氧化，改变其性能，从而减轻或去除其毒性。

⑤巴比妥类药物采用硫酸钠导泻，是利用其在肠道内形成的高渗透压，而阻止肠道水分和残存的巴比妥药物的吸收，促其尽早排出体外。硫酸钠对心血管和神经系统没有抑制作用，不会加重巴比妥类药物的中毒。

⑥磷化锌中毒时，口服硫酸铜溶液可使其成为无毒的磷化铜沉淀，阻止吸收，并促使其排出体外。

⑦磷化锌易溶于油类物质，忌用脂肪性食物，以免促使磷的溶解和吸收。

（四）注意事项

（1）严格掌握洗胃的适应证、禁忌证。

（2）根据毒物种类正确选择合适的洗胃液，当中毒物质不明时，可选用生理盐水或温开水洗胃，待毒物明确后，再采用相应对抗剂洗胃。

（3）插管动作要轻柔，避免损伤食管黏膜。

（4）每次灌入量为 300～500 mL。量少使清洗速度过慢；量多使胃内压升高，促进毒物进入肠道，增加毒物吸收或导致急性胃扩张，致迷走神经兴奋，引起反射性心跳骤停。

（5）洗胃过程中应随时观察患者的面色、生命体征、意识、瞳孔变化及口中气味等。如出现血性洗出液，应立即停止洗胃，通知医生及时处理。

（6）根据病情，做好心理疏导工作，尤其是服毒者，防止其再自杀。

（7）洗胃后注意患者胃内毒物清除情况，中毒症状有无得到缓解或控制。

（陈玉芳）

第二节　置尿管术及护理

排尿是机体将新陈代谢所产生的废物通过尿道排出体外的生理过程，是机体的基本生理需要之一，也是维持生命的必要条件之一。当排尿的功能发生障碍，不能正常排尿时，将影响患者身心健康，甚至造成严重后果。因此，医务人员应掌握与排尿有关的知识和技术，帮助、指导人们维持正常的排尿功能。

临床情景

王女士，35 岁，顺利产下一男婴后，12 h 未排尿，主诉下腹疼痛，体检耻骨上高度膨隆，扪及囊样包块。

问题：

1. 该女士出现了什么问题？可能由什么原因引起？

2. 针对这一问题你该如何处理？

一、尿液的评估

正常情况下，排尿受意识控制，无障碍，无痛苦，可自主随意进行。当肾脏和尿路本身发生病变或有代谢障碍及血液循环障碍性疾病时均可引起尿液的变化。因此，对尿液的观察是临床工作中的一项重要内容。

（一）尿量与次数

1. 正常尿量和次数　成人每 24 h 排出尿量为 1000～2000 mL，日间排尿 3～5 次，夜间 0～1 次，每次尿量为 200～400 mL。尿量和排尿次数与饮水、饮食、气温、运动、精神因素等有关。

2. 异常尿量与次数

（1）多尿：24 h 尿量经常超过 2500 mL。正常情况下饮用大量液体、妊娠将会引起多尿；病理情况下多由于内分泌代谢障碍或肾小管浓缩功能不全引起，常见于糖尿病、尿崩症、肾功能衰竭等患者。

（2）少尿：24 h 尿量少于 400 mL 或每小时尿量少于 17 mL。因心脏、肾脏、肝脏功能衰竭及发热、液体摄入过少、休克等患者体内血容量不足引起。

（3）无尿或尿闭：24 h 尿量少于 100 mL 或 12 h 内无尿。因肾脏严重、广泛性病变所致的泌尿功能丧失及严重血液循环不足所引起。常见于严重休克、急性肾功能衰竭等患者。

（4）膀胱刺激征：膀胱刺激征主要表现为尿频、尿急、尿痛，有膀胱刺激症状时常伴有血尿。尿频指单位时间内排尿次数增多，多由膀胱炎症或机械性刺激引起；尿急指患者突然有强烈的尿意，不能控制需立即排尿，多由膀胱三角或后尿道的刺激造成排尿反射活动特别强烈；尿痛指排尿时膀胱区及尿道疼痛，为病损处受刺激所致。

（二）颜色

1. 正常情况　正常新鲜尿液呈淡黄色或深黄色，是由于尿胆原和尿色素所致。当尿液浓缩时，可见量少色深。尿液的颜色还受某些食物、药物的影响，如进食大量的胡萝卜或服用维生素 B_2，尿液的颜色呈深黄色。

2. 病理情况下尿液的颜色可有以下变化

（1）血尿：尿液中含有红细胞。血尿颜色的深浅与尿液中所含红血细胞量多少有关。尿液中含有红细胞量多时呈洗肉水色。常见于急性肾小球肾炎、泌尿系统肿瘤、输尿管结石等。

（2）血红蛋白尿：大量红细胞在血管内被破坏，血红蛋白进入尿液中形成血红蛋白尿，呈浓茶色或酱油色。常见于血型不合的输血、恶性疟疾和阵发性睡眠性血红蛋白尿。

（3）胆红素尿：尿液中含有胆红素。尿液呈深黄色或黄褐色，振荡尿液后泡沫也呈黄色。常见于阻塞性黄疸和肝细胞性黄疸。

（4）乳糜尿：尿液中含有淋巴液。尿液呈乳白色。常见于丝虫病。

（三）透明度

正常新鲜的尿液澄清透明，放置后可出现微量絮状沉淀物，系黏蛋白、核蛋白、盐类及上皮细胞凝结而成。新鲜尿液发生浑浊的原因如下。

1. 正常情况　尿液中含有大量尿盐，冷却后可出现微量絮状沉淀物使尿液浑浊，但加热、加酸或加碱后，尿盐溶解，尿液即变澄清。

2. 异常情况　尿液中含大量脓细胞、红细胞、上皮细胞、细菌或炎性渗出物，排出的新鲜尿液即呈白色絮状浑浊，加热、加酸或加碱后，其浑浊度不变。见于泌尿系统感染。

（四）酸碱反应

正常人尿液一般呈弱酸性，pH 为 4.5～7.5，平均为 6。尿液酸碱性受饮食种类的影响，如进食大量蔬菜时，尿液可呈碱性；进食大量肉类时，尿液可呈酸性。酸中毒患者的尿液可呈强酸性,严重呕吐或服用碱性药物的患者尿液可呈强碱性。

(五)尿比重

正常情况下成人的尿比重在 1.015~1.025 之间波动。一般尿比重与尿量成反比。尿比重的高低主要取决于肾脏的浓缩功能。若尿比重经常固定于 1.010 左右,提示肾功能严重障碍。

(六)气味

正常尿液气味来自尿中的挥发性酸。尿液久置后,因尿素分解产生氨,故有氨臭味。若新鲜尿有氨臭味,多提示有泌尿道感染,如膀胱炎或肾盂积脓等。糖尿病酮症酸中毒时,因尿中含有丙酮,故有烂苹果气味。

二、排尿异常的护理

(一)尿潴留

1. 定义　尿液大量存留在膀胱内不能自主排出称为尿潴留。当尿潴留时,膀胱容积可增至 3000~4000 mL,膀胱高度膨胀,可至脐部。患者主诉下腹胀痛,排尿困难。体检可见耻骨上膨隆,扪及囊样包块,叩诊呈实音,有压痛。

2. 原因　产生尿潴留的常见原因如下。

(1)机械性梗阻:最常见,多因膀胱颈部或尿道有梗阻性病变引起,如前列腺肥大或肿瘤压迫尿道,造成排尿受阻。

(2)动力性梗阻:由排尿功能障碍引起,而膀胱、尿道并无器质性梗阻病变,如外伤、疾病或使用麻醉剂所致脊髓初级排尿中枢活动障碍或抑制,不能形成排尿反射。

(3)其他:各种原因引起的不能用力排尿或不习惯卧床排尿,使存留过多,膀胱过度充盈,导致膀胱收缩无力,造成尿潴留。

3. 处理　如属机械性梗阻,给予对症处理,如属非机械性梗阻,可采用以下处理措施。

(1)心理护理:尿潴留的患者常表现为急躁、紧张和焦虑,医务工作者可根据患者的心态给予安慰和解释,以消除其紧张和焦虑不安的情绪。

(2)提供隐蔽的排尿环境:医务人员应为患者提供隐蔽的排尿环境,如关闭门窗,用屏风遮挡,请无关人员回避等,以保护患者的自尊。

(3)调整排尿的体位和姿势:酌情协助卧床患者取适当体位,如扶卧床患者略抬高上身或坐起,尽可能使患者以习惯姿势排尿。对需要绝对卧床休息或某些手术患者,应事先有计划地训练床上排尿,以免因改变排尿姿势而导致尿潴留。

(4)诱导排尿:利用某些条件反射诱导排尿,如让患者听流水声或用温水冲洗会阴;亦可采取用针刺中极、曲骨、三阴交穴或艾灸关元、中极穴等方法,刺激排尿。

(5)热敷、按摩:热敷、按摩下腹部,可放松肌肉,促进排尿。膀胱高度膨胀时,切不可强力按压,以防膀胱破裂。

(6)药物治疗:患者出现尿潴留,必要时根据医嘱肌内注射卡巴胆碱等药物治疗。

(7)经上述处理仍不能解除尿潴留时,可采用导尿术。

(二)尿失禁

1. 定义　尿失禁指排尿失去意识控制或不受意识控制,尿液不自主地流出。

2. 原因　由于膀胱括约肌损伤或神经功能障碍所致。具体可分为以下几种。

（1）真性尿失禁：又称完全性尿失禁，指尿液连续从膀胱中流出，膀胱呈空虚状态。是由于支配膀胱括约肌的神经受损伤，使膀胱尿道括约肌失去功能，尿液不自主地流出。常见于昏迷、截瘫患者。

（2）假性尿失禁：又称充溢性尿失禁，指膀胱贮存部分尿液，当膀胱充盈达到一定压力时，即可不自主溢出少量尿液。当膀胱内压力降低时，排尿立即停止，但膀胱仍呈胀满状态不能排空。这是由于脊髓初级排尿中枢活动受抑制所致。

（3）压力性尿失禁：当咳嗽、打喷嚏、大笑或运动时腹肌收缩，腹内压突然升高，以致不自主排出少量尿液，是由于膀胱括约肌张力降低、骨盆底部肌肉及韧带松弛所致。常见于中老年女性。

3. 处理　尿失禁的发生不仅会引起患者身体不适，更重要的是，它会长期影响患者的生活质量，严重影响着患者的心理健康，如精神苦闷、丧失自尊等。因此，对尿失禁患者除应积极进行病因治疗外，还应采取以下处理措施。

（1）心理护理：尊重患者的人格，给予安慰和鼓励，使其树立信心，积极配合治疗和护理。

（2）皮肤护理：保持局部皮肤清洁、干燥，经常清洗会阴部，勤换衣裤、床单、衬垫等。根据皮肤情况，定时按摩受压部位，防止压疮的发生。

（3）外部引流：必要时应用接尿装置接取尿液。女患者可用女式尿壶紧贴外阴部接取尿液；男患者可用尿壶接尿，也可用阴茎套连接集尿袋接取尿液，但此法不宜长时间使用，每天要定时取下阴茎套和尿壶，清洗会阴部和阴茎，并暴露于空气中，同时评估局部有无红肿、破损。

（4）摄入适量的液体：向患者解释多饮水能够促进排尿反射，并可预防泌尿道感染。如病情允许，嘱患者每日摄入液体 2000～3000 mL。入睡前限制饮水，以减少夜间尿量。

（5）持续进行膀胱功能训练：向患者和家属说明膀胱功能训练的目的，说明训练的方法和所需时间，以取得患者和家属的配合。安排排尿时间，定时使用便器，建立规则的排尿习惯，促进排尿功能的恢复。初始白天每隔 1～2 h 使用便器一次，夜间每隔 4 h 使用便器一次。以后逐渐延长间隔时间，以促进排尿功能恢复。使用便器时，用手按压膀胱，协助排尿。

（6）盆底肌锻炼：指导患者进行骨盆底部肌肉的锻炼，以增强控制排尿的能力。具体方法：患者取立位、坐位或卧位，试做排尿动作，先慢慢收缩肛门，再缓缓放松，每次 10 s 左右，连续 10 遍，每日进行数次，以不觉疲乏为宜。

（7）留置导尿：对长期尿失禁的患者，可采用留置导尿管，定时放尿，避免尿液浸渍皮肤，发生压疮。

与排尿有关的置管技术包括导尿术、导尿管留置术及膀胱冲洗术，是诊断、治疗、抢救危重患者的一项重要技术，在临床上被广泛应用。因其为侵入性治疗手段，如操作不当，容易引起医源性感染。因此，医务人员在为患者实施操作时，必须严格遵守操作规程，以确保患者的安全。

三、导尿术

导尿术是指在严格无菌操作下,用无菌导尿管经尿道插入膀胱引出尿液的技术。

(一) 目的

(1) 为尿潴留患者引流尿液,以减轻痛苦。

(2) 协助临床诊断,留取未被污染的尿标本做细菌培养;测量膀胱容量、压力及检查残余尿量;鉴别尿闭、尿潴留;进行尿道和膀胱造影等。

(3) 为膀胱肿瘤患者进行局部化疗。

知识链接 ----------------------------------○

尿道的解剖特点

男性尿道长 18～20 cm,有三个狭窄即尿道内口、膜部及尿道外口;两个弯曲,即耻骨前弯和耻骨下弯。耻骨下弯固定无变化,而耻骨前弯则随阴茎位置的不同而变化,如将阴茎向上提起,耻骨前弯即可消失。

女性尿道长 3～5 cm,较男性尿道短、粗、直,且富有扩张性,尿道外口位于阴蒂下方,呈矢状裂,与阴道口和肛门相邻,比男性容易发生尿道的感染。

●----------------------------------

(二) 操作流程

导尿术操作流程见表 7-5。

表 7-5 导尿术操作流程

操作程序	操作步骤	要点说明
评估		
	◆患者的年龄、病情、临床诊断、导尿目的	
	◆患者的意识、生命体征、心理状况、合作程度	
	◆膀胱充盈度、会阴部皮肤黏膜情况及清洁度	
准备		
1.操作者准备	◆着装整洁,修剪指甲、洗手,戴口罩、帽子	• 头发、鼻孔不得外露
2.用物准备	◆治疗车上层:一次性导尿包(包括初次消毒、再次消毒和导尿用物。初次消毒用物:小方盘、内盛数个消毒液棉球、镊子、手套、纱布。再次消毒及导尿用物:手套、弯盘、洞巾、气囊导尿管、内盛 4 个消毒棉球袋、镊子 2 把、含 10 mL 无菌液体的注射器、液体石蜡棉球、标本瓶、集尿袋、方盘、外包治疗巾)、手消毒液、弯盘、一次性垫巾或小橡胶单和治疗巾 1 套、浴巾 1 条	• 按照无菌原则认真检查导尿包,如有过期、破损、漏气、潮湿不可使用。以保证无菌物品合格,防止尿路感染 • 导尿管分为单腔(常用于一次性导尿)、双腔(常用于留置导尿)、三腔(常用于膀胱冲洗或膀胱内滴药)
	◆治疗车下层:便盆及便盆巾,生活垃圾桶、医疗垃圾桶	

续表

操作程序	操作步骤	要点说明
3.环境准备	◆安静、整洁、宽敞、温度适宜,关闭门窗,必要时用屏风遮挡	
4.患者准备	◆患者了解导尿目的、过程、注意事项及配合操作的要点。能自理者嘱其自行清洁外阴,不能自理者应协助其进行外阴清洁	• 减少尿路逆行感染
实施		
1.核对、解释	◆备齐用物,推至患者床旁 ◆核对患者姓名、床号 ◆再次向患者解释操作的目的及注意事项	• 严格执行查对制度 • 取得患者的配合
2.放置物品	◆移床旁椅至操作同侧床尾,将便盆放于床尾床旁椅上,打开便盆巾	
3.摆体位	◆松开床尾盖被,帮助患者脱去对侧裤腿,盖在近侧腿部,并盖上浴巾,对侧腿用盖被遮盖,协助患者取屈膝仰卧位,两腿略外展,暴露会阴	• 防止受凉 • 注意保护患者的自尊和隐私
4.垫巾、放盘	◆将小橡胶单和治疗巾垫于患者臀部下,弯盘置于近外阴处,消毒双手 ◆核对检查并打开导尿包,取出初次消毒用物,操作者左手戴上手套,将消毒棉球倒入小方盘	• 避免床单位污染 • 严格无菌技术操作,预防感染
5.消毒	◆根据男女患者尿道的解剖特点进行消毒、导尿	
▲女性患者		
(1)初次消毒	◆操作者右手持镊子夹取消毒液棉球初步消毒阴阜、大阴唇,戴手套的左手分开大阴唇,消毒小阴唇和尿道口,污染的棉球放置弯盘内,消毒完毕脱下手套置弯盘内,将弯盘移至治疗车下层,小方盘移至床尾	• 消毒顺序:由外向内,自上而下 • 每个棉球限用一次 • 消毒过程中镊子不可接触肛门区域
(2)打开导尿包	◆消毒双手 ◆将导尿包置患者两腿之间,按无菌技术操作原则打开治疗巾	• 嘱患者保持体位勿移动以免污染无菌区域
(3)戴手套、铺巾	◆按无菌技术原则戴好无菌手套,铺洞巾	• 铺洞巾不能暴露肛门 • 使洞巾和治疗巾内层形成一无菌区
(4)整理用物	◆按操作顺序整理好用物,取消毒液棉球放于弯盘内置于外阴处,根据需要连接导尿管和集尿袋的引流管,用液体石蜡棉球润滑导尿管前段置方盘内备用	• 方便操作 • 润滑导尿管前段可减轻尿管对黏膜的刺激及插管时的阻力

续表

操作程序	操作步骤	要点说明
(5)再次消毒	◆左手分开并固定小阴唇,右手持镊子夹取消毒液棉球依次消毒尿道口、两侧小阴唇,再次消毒尿道口。将污棉球放于床尾小方盘内。消毒完毕左手仍固定小阴唇,右手将弯盘、镊子移至床尾	• 消毒顺序:由内向外,自上而下,每个棉球限用一次 • 左手松开为严重污染
(6)插导尿管	◆嘱患者张口呼吸 ◆右手将方盘移至会阴处,用平镊夹持导尿管对准尿道口轻轻插入尿道4~6 cm(图7-6),见尿液流出再插入约1 cm,左手松开,下移固定导尿管,将尿液引流入集尿袋或方盘内	• 使患者肌肉和尿道括约肌松弛,有助于插管 • 插管时,动作要轻柔,避免损伤尿道黏膜
▲男性患者		
(1)初次消毒	◆操作者右手持镊子夹取消毒液棉球,依次消毒阴阜、阴茎、阴囊。左手用无菌纱布包裹住阴茎将包皮向后推暴露尿道口,自尿道口向外旋转擦拭尿道口、龟头及冠状沟数次。污染的棉球放至弯盘内,消毒完毕脱下手套置弯盘内,将弯盘移至治疗车下层,小方盘移至床尾	• 自阴茎根部向尿道口消毒,每个棉球限用一次 • 包皮和冠状沟易藏污垢,应仔细擦拭,预防感染
(2)打开导尿包	◆同女患者导尿术	
(3)戴手套、铺巾	◆同女患者导尿术	
(4)整理用物	◆同女患者导尿术	
(5)再次消毒	◆左手用纱布包裹住阴茎将包皮向后推,暴露尿道口。右手持镊子夹取消毒液棉球消毒尿道口、龟头、冠状沟数次,将污棉球放于床尾小方盘内 ◆消毒完毕左手仍固定阴茎,右手将弯盘、镊子移至床尾	• 每个棉球限用一次 • 左手松开为严重污染
(6)插导尿管	◆嘱患者张口呼吸,左手将患者阴茎提起,与腹壁成60°角(图7-7)右手将方盘移至会阴处,用平镊夹持导尿管对准尿道口轻轻插入尿道20~22 cm(图7-7),见尿液流出再插入约2 cm,左手松开,下移固定导尿管,将尿液引流入集尿袋或方盘内	• 使尿道括约肌松弛 • 使耻骨前弯消失 • 插管时,动作要轻柔,切忌用力过快过猛而损伤尿道黏膜
6.夹管、倒尿	◆当方盘内盛2/3满尿液时,夹闭导尿管末端,将尿液倒入便盆内,再打开导尿管继续放尿;或将尿液引流入集尿袋内至合适的量	• 放尿过程中注意观察患者的反应并询问其感觉
7.留尿标本	◆若需做尿培养,用无菌标本瓶接取中段尿液5 mL,盖好瓶盖,放于治疗车上层	

续表

操作程序	操作步骤	要点说明
8. 拔管	◆导尿完毕,嘱患者张口呼吸,轻轻拔出导尿管置方盘内。撤下洞巾,擦净外阴,脱下手套,收拾导尿用物弃于医用垃圾桶内,撤出患者臀下的小橡胶单和治疗巾放于治疗车下层	
9. 整理用物	◆消毒双手 ◆协助患者穿裤子,取舒适卧位,整理床单位,询问患者感觉和需要,交代注意事项	
10. 洗手、记录	◆分类清理用物,尿标本贴标签后送检 ◆洗手,记录导尿时间、尿量、尿液的颜色及性质、患者的反应等	• 尿标本应及时送检,避免污染
评价		
	◆医患沟通良好,患者了解操作目的,积极配合 ◆严格遵守无菌技术操作原则、操作规范,无意外情况发生	

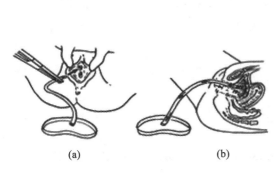

图 7-6 女患者导尿

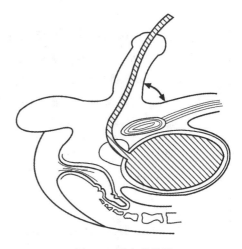

图 7-7 男患者导尿

（三）注意事项

（1）操作中严格遵守无菌操作原则,防止感染。

（2）耐心解释,保护患者自尊,减少暴露患者,动作轻柔,减轻患者心理负担并防止受凉。

（3）为女患者导尿,如导尿管误入阴道,应立即拔出,并更换导尿管重新插入。

（4）老年女性患者因尿道口回缩,插管时应仔细观察、辨认,避免误入阴道。

（5）为男患者导尿,如插管时略有阻力,可稍停片刻,嘱患者深呼吸,以减轻尿道括约肌的紧张,再缓缓插入导尿管,切忌用力过快过猛而损伤尿道黏膜。

（6）为膀胱高度膨胀且又极度虚弱的患者导尿时,放尿的速度不可过快、量不可过多。第一次放尿不应超过 1000 mL。因大量放尿可使腹腔内压力急剧下降,血液大量滞留在腹腔血管内,导致血压突然下降产生虚脱;另外,膀胱内压突然降低,还可引起膀胱黏膜急剧充血而发生血尿。

知识链接

导尿术常见的问题及处理

1. 尿道口异位   常见异位在阴道口左上方处、右上方处、阴道口平行处或阴道上方紧贴阴道口处。若在正常解剖位置找不到尿道口,则应考虑有尿道口异位的可能。可在阴道口周围仔细观察,发现与正常黏膜不同的突起、凹陷或裂隙,可在此处重新消毒试插。

2. 尿道括约肌痉挛   常见于未婚女性患者,由于羞涩、恐惧、精神过度紧张所致。当导尿管插入 2～3 cm 时,患者主诉疼痛难忍,插入困难。此时除向患者做好解释工作外,可向尿道注入 2% 普鲁卡因 2 mL。然后将导尿管拔出,休息 5 min 后更换导尿管再行插管。

3. 尿道狭窄   可选用新、细而质较硬的导尿管,加用铁丝管芯助插或用金属导尿管,但要严格地沿着尿道的走行方向,缓缓地适当加力插入,切忌盲目地强行插入,以免造成尿道损伤。

4. 前列腺肥大   前列腺肥大可使尿道内口阻塞、尿道弯曲、伸长并受挤压而变形、狭窄。为此类患者导尿时,让其取侧卧位,垫高臀部呈 30° 角插入。此外,还可采用直径 1 mm 有刻度钢丝内芯的硬脊膜麻醉导管或心导管技术中柔韧度高的导丝作为引导管,再向尿道注入无菌液体石蜡 2 mL 充分润滑尿道后,按常规导尿术插管导尿。若上述方法无效,可行耻骨上膀胱穿刺术。

四、留置导尿术

临 床 情 景

患者,男性,35 岁,因乏力、厌食、体重减轻半年入院。查体:右侧腹部可触及 8 cm×5 cm 肿块。经检查诊断为升结肠癌,准备行结肠癌根治术,请为患者留置导尿管。

问题:

1. 留置导尿术的适应证有哪些?

2. 如果用 foley 导尿管导尿,在给球囊注水前需要特别注意什么问题?

3. 导尿管留置后如何进行护理?

留置导尿术是指在导尿后,将导尿管保留在膀胱内,引流尿液的方法。

（一）目的和适应证

（1）抢救危重、休克患者时正确记录每小时尿量,测尿比重,以密切观察患者的病情变化。

（2）为盆腔内器官手术前引流尿液,排空膀胱,使膀胱持续保持空虚状态,避免术中误伤。

（3）某些泌尿系统疾病手术后留置导尿管,便于持续引流和冲洗,并可减轻手术切口的张力,促进切口的愈合。

（4）为尿失禁或会阴部有伤口的患者留置导尿管,以保持会阴部的清洁、干燥。

（5）为尿失禁患者留置导尿管,进行膀胱功能训练。

（二）操作流程

留置导尿术操作流程见表7-6。

表7-6 留置导尿术操作流程

操作程序	操作步骤	要点说明
评估		
	◆同导尿术	
准备		
1.操作者准备	◆着装整洁,修剪指甲、洗手,戴口罩、帽子	
2.用物准备	◆同导尿术 ◆普通导尿管需备宽胶布1条、备皮用物1套	
3.环境准备	◆同导尿术	
4.患者准备	◆向患者及家属解释留置导尿术的目的和方法,使其认识到防止泌尿系统感染的重要性,其他同导尿术 ◆若采用胶布固定法,用剃须刀蘸肥皂液剃去阴毛	• 便于用胶布固定导尿管
实施		
1.核对、解释	◆同导尿术	
2.安置体位	◆同导尿术	
3.行导尿术	◆初次消毒、再次消毒会阴部及尿道口同导尿术,插入导尿管	• 严格按无菌操作进行,防止泌尿系统感染
4.固定导尿管 （1）气囊固定法	◆见到尿液后再插入7~10 cm。夹住导尿管末端或连接集尿袋,根据导尿管上注明的气囊容积向气囊内注入等量的无菌溶液,轻拉导尿管有阻力,即证实导尿管已固定于膀胱内(图7-8)	• 膨胀的气囊不宜卡在尿道内口,以免气囊压迫膀胱内壁,造成黏膜的损伤
（2）胶布固定法 女性	◆移去洞巾,脱下手套,将宽4 cm、长12 cm的胶布下2/3剪成3条,将上1/3贴于阴阜上,下2/3的三条胶布分别贴于导尿管及两侧大腿内侧上	

续表

操作程序	操作步骤	要点说明
男性	◆移去洞巾,脱下手套,将宽 2 cm、长 12 cm 的胶布上 1/3 两侧各剪一小口,折叠成无胶面,制成蝶形胶布。将两条蝶形胶布贴于阴茎两侧,再用两条细长胶布作半环形加固蝶形胶布,开口向上,在距尿道口 1 cm 处用胶布环形固定蝶形胶布的折叠端于导尿管上	• 注意不得做全环形固定,以免影响阴茎的血液循环,导致阴茎充血、水肿甚至坏死 • 胶布不宜直接贴在龟头上,以免损伤龟头表皮或给患者带来不适
5.固定集尿袋	◆夹闭引流管,撤去洞巾,擦净外阴 ◆用安全别针将集尿袋的引流管固定在床单上,集尿袋固定于床沿下,开放导尿管	• 用安全别针妥善固定,以免损伤患者或使引流管滑出 • 引流管要留有足够的长度,防止翻身时导尿管脱出 • 集尿袋固定时不得高于膀胱处,以防尿液逆流造成泌尿系统感染
6.整理用物	◆同导尿术	
7.洗手、记录	◆同导尿术	
8.停止留置导尿	◆如需停止留置导尿,先排尽尿液,再用注射器抽出气囊内液体(或轻轻揭去胶布),反折导尿管末端,嘱患者深呼吸,轻缓地拔出导尿管。拔管后应继续观察患者的排尿情况及有无不适	
评价		
	◆医患沟通良好,患者能叙述留置导尿的目的,愿意接受,正确配合 ◆严格遵守无菌技术操作原则,操作规范	

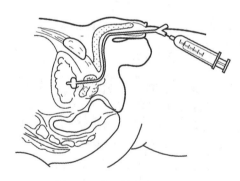

图 7-8　导尿管气囊固定法

（三）留置导尿术患者的护理

1. 保持尿液引流通畅

（1）引流管应妥善放置,避免扭曲、受压、堵塞。

（2）注意倾听患者的主诉并观察尿液情况，发现尿液浑浊、沉淀、有结晶时，应作膀胱冲洗，每周检查尿常规一次。

2. 防止泌尿系统逆行感染

（1）保持尿道口清洁：女性患者用消毒液棉球擦拭外阴及尿道口，男性患者用消毒液棉球擦拭尿道口、龟头、冠状沟及包皮，每日 1～2 次。

（2）如病情允许，应鼓励患者多饮水并适当活动，每日尿量保持在 2000 mL 以上，以产生自然冲洗尿路的作用，减少尿路感染的机会，同时也可以预防结石的形成。

（3）集尿袋更换：注意观察并及时排空集尿袋内的尿液，测量尿量并记录。倾倒时不可将引流管末端提高（须低于耻骨联合），以防尿液逆流引起感染。通常每周更换集尿袋 1～2 次。

（4）导尿管的更换：定期更换导尿管，其更换的频率通常根据导尿管的材质决定，一般为 1～4 周更换 1 次。

3. 膀胱反射功能的训练 可采用间歇性夹管方式。夹闭导尿管，每 3～4 h 开放一次，使膀胱定时充盈和排空，促进膀胱功能的恢复。

五、膀胱冲洗术

临·床·情·景

患者，男性，35 岁，因升结肠癌入院治疗，准备行结肠癌根治术，为患者留置导尿管后数日，发现引流出来的尿液浑浊。

问题：

1. 患者可能出现了什么情况？如何进行处理？

膀胱冲洗是通过三通的导尿管，将无菌溶液灌入膀胱内，再利用虹吸原理将灌入的液体引流出来的方法。

（一）目的

（1）对留置导尿管的患者，保持其尿液引流通畅。

（2）清洁膀胱，清除膀胱内的血凝块、黏液、细菌等异物，预防感染。

（3）治疗某些膀胱疾病，如膀胱炎、膀胱肿瘤。

（二）操作流程

膀胱冲洗术操作流程见表 7-7。

表 7-7 膀胱冲洗术操作流程

操作程序	操作步骤	要点说明
评估		
	◆患者的病情、膀胱冲洗的目的	
	◆患者生命体征、合作程度、心理状况	

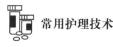

续表

操作程序	操作步骤	要点说明
准备		
1.操作者准备	◆着装整洁,修剪指甲,洗手,戴口罩、帽子	• 头发、鼻孔不得外露
2.用物准备	◆无菌治疗盘内置:治疗碗2个、镊子1把、消毒棉球数个、纱布2块、血管钳1把	
	◆无菌治疗盘外置:遵医嘱准备冲洗液,无菌膀胱冲洗装置1套,消毒液、无菌棉签、手消毒液	
	◆治疗车下层备便盆及便盆巾、生活垃圾桶和医疗垃圾桶	
	◆其他:常用冲洗溶液有生理盐水、0.02%呋喃西林溶液、3%硼酸溶液及0.1%新霉素溶液。灌入溶液的温度为38~40 ℃。若为前列腺肥大摘除术后患者,用4 ℃左右的0.9%氯化钠溶液冲洗	
3.环境准备	◆安静、整洁、宽敞、温度适宜,关闭门窗,必要时用屏风遮挡	
4.患者准备	◆患者了解膀胱冲洗的目的、注意事项及配合要点	
实施		
1.核对、解释	◆备齐用物,推至患者床旁	
	◆核对患者姓名、床号	• 确认患者
	◆再次向患者解释操作的目的及注意事项	• 取得患者的配合
2.排空膀胱	◆打开引流管,排空膀胱,夹闭导尿管	• 使冲洗液顺利滴入膀胱,有利于药物与膀胱壁充分接触,达到冲洗的目的
3.准备冲洗	◆将膀胱冲洗器与冲洗液连接,将冲洗液倒挂于输液架上,排气后关闭导管,分开导尿管与集尿袋引流管,用棉签蘸消毒液消毒导尿管末端开口和引流管接头,分别与Y形管分管连接,Y形管的主管连接冲洗导管(图7-9)	• 冲洗过程中压力不宜过高,瓶内液面以距离床面约60 cm为宜 • 如导尿管为三腔管,可免用Y形管
4.冲洗膀胱	◆夹闭引流管,开放冲洗管,使溶液滴入膀胱,调节滴速,一般为60~80滴/分。待患者有尿意或滴入溶液200~300 mL后,夹闭冲洗管,放开引流管,直至冲洗液全部流出,再夹闭引流管,按需要反复冲洗,每天冲洗3~4次,每次冲洗量为500~1000 mL	• 滴速不宜过快,以防引起患者强烈尿意,膀胱收缩,迫使冲洗液从导尿管侧溢出尿道外 • 如滴入治疗用药,须在膀胱内保留30 min后再引流出体外

续表

操作程序	操作步骤	要点说明
5.整理用物	◆冲洗完毕,取下冲洗管,消毒导尿管口和引流管接头并连接 ◆清洁外阴部,固定好导尿管 ◆协助患者取舒适卧位,整理床单位,清理用物	
6.洗手、记录	◆洗手、记录	•记录冲洗液名称、量、引流液性质,冲洗过程中患者的反应及效果
评价		
	◆医患沟通良好,患者能叙述膀胱冲洗术的目的,愿意接受,正确配合 ◆严格遵守无菌技术操作原则,操作规范	

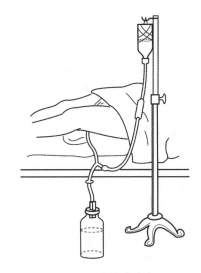

图 7-9 膀胱冲洗术

（三）注意事项

（1）严格遵守无菌技术操作原则,防止导尿管和引流管接头污染,以免发生逆行感染。

（2）在冲洗过程中要密切观察,若流出量少于灌入量应考虑阻塞,可增加冲洗次数或更换导尿管;询问患者感觉,观察患者的反应及引流液性状,如患者出现不适或有出血情况,应立即停止冲洗,并与医生联系。

（3）保持引流通畅,避免导尿管反折、扭曲、受压造成引流不畅。Y形管须低于耻骨联合处,以便引流彻底。持续冲洗时,冲洗管和引流管 24 h 更换一次。

（陈玉芳）

第三节　置肛管术及护理

患者,男,50岁,主诉腹胀、腹痛,三天未排大便,触诊腹部较硬实且紧张,可触及包块,肛诊可触及粪块。医嘱予以大量不保留灌肠1次。

问题:

1. 你怎样为该患者做灌肠?

2. 灌肠中如患者出现脉速、面色苍白、出冷汗、剧烈腹痛、心慌气促,说明患者可能发生了什么情况?你该如何处理?

一、灌肠法

灌肠法是将一定量的液体由肛门经直肠灌入结肠,以帮助患者清洁肠道、排便、排气或由肠道供给药物或营养,达到确定诊断和治疗目的的方法。根据灌肠的目的可分为保留灌肠法和不保留灌肠法。根据灌入液体的量又可将不保留灌肠法分为大量不保留灌肠法和小量不保留灌肠法。如为了达到清洁肠道的目的,而反复使用大量不保留灌肠法,则为清洁灌肠法。

(一)大量不保留灌肠法

1. 目的

(1)解除便秘、肠胀气。

(2)清洁肠道,为肠道手术、诊断性检查或分娩做准备。

(3)稀释并清除肠道内的有害物质,减轻中毒。

(4)灌入低温液体,为高热患者降温。

2. 操作流程　见表7-8。

表7-8　大量不保留灌肠法操作流程

操作程序	操作步骤	要点说明
评估		
	◆患者年龄、病情、临床诊断、意识状态、心理状况、排便情况、理解配合能力	
准备		
1.操作者准备	◆着装整洁,洗手,戴口罩	
2.用物准备	◆治疗车上层:一次性灌肠器包(包内有灌肠筒、引流管、肛管1套,孔巾、垫巾、肥皂冻1包,纸巾数张,手套),弯盘、水温计、手消毒液。根据医嘱准备灌肠液	• 正确选用灌肠液,掌握溶液的温度、浓度和量 • 24～26号肛管

操作程序	操作步骤	要点说明
	◆治疗车下层:便盆、便盆巾、生活垃圾桶、医用垃圾桶	
	◆灌肠液:常用 0.1%～0.2%肥皂液,生理盐水。成人每次用量为 500～1000 mL。溶液温度一般为 39～41 ℃,降温时用 28～32 ℃,中暑用4 ℃	
	◆其他:输液架	
3.环境准备	◆酌情关好门窗,用屏风遮挡患者。室温适宜,光线充足或有足够的照明	
4.患者准备	◆了解灌肠的目的、方法、注意事项和配合要点	
实施		
1.核对解释	◆备齐用物,携至床旁,核对患者床号、姓名,做好解释,取得患者合作	•确认患者
2.准备体位	◆协助患者取左侧卧位,双膝屈曲,卷褪裤至膝部,臀部移至床沿	•该姿势使乙状结肠、降结肠处于下方,利用重力作用使灌肠液流入
3.消毒双手	◆盖好被子以保暖、暴露臀部,消毒双手	•维护患者隐私,使其放松
4.垫巾	◆检查灌肠器包并打开。取出垫巾铺在患者臀部下,孔巾铺在患者臀部,暴露肛门,弯盘放在患者臀部旁边,纸巾放在治疗巾上	
5.准备灌肠筒	◆取出灌肠筒,关闭引流管上的开关,将灌肠液倒入灌肠筒内,灌肠筒挂于输液架上,筒内液面高于肛门 40～60 cm	•伤寒患者灌肠时灌肠筒内液面不得高于肛门 30 cm,液体量不超过 500 mL
6.戴手套	◆戴清洁手套	
7.润滑肛管、排气	◆润滑肛管前端,排尽管内气体,关闭开关	•防止气体进入直肠
8.插肛管	◆一手垫卫生纸分开臀部,暴露肛门,嘱患者深呼吸,一手将肛管轻轻插入直肠(成人 7～10 cm,小儿 4～7 cm)。固定肛管	•顺应肠道解剖,勿用力,以防损伤肠道黏膜
9.灌液	◆打开开关,使液体缓缓流入(图 7-10)	
10.观察	◆灌入液体过程中,密切观察筒内液面下降速度和患者的情况。如液面下降过慢或停止,多由于肛管前端孔道阻塞,可移动或捏挤肛管,使堵塞管孔的粪便脱落;如患者感觉腹胀或便意,可嘱患者张口深呼吸,并降低灌肠筒的高度;如患者出现脉速、面色苍白、大汗、剧烈腹痛、心慌气促,可能发生肠道剧烈痉挛或出血,应立即停止灌肠,与医生联系给予及时处理	•及时发现并处理并发症

续表

操作程序	操作步骤	要点说明
11. 拔管	◆待灌肠液即将流尽时夹管,用卫生纸包裹肛管轻轻拔出,弃于医用垃圾桶内。擦净肛门,脱下手套,消毒双手	• 避免拔管时空气进入肠道及灌肠液和粪便随管流出
12. 保留灌肠液	◆协助患者取舒适的卧位,嘱其尽量保留 5～10 min后再排便	• 降温用灌肠液保留 30 min,排便后 30 min 测量体温并记录
13. 排便	◆协助能下床的患者上厕所排便。对不能下床的患者,给予便盆,将卫生纸、呼叫器置于易取处	
14. 操作后处理	◆整理用物:排便后及时取出便器,清洁肛门,协助患者穿裤,整理床单位,开窗通风 ◆观察大便的性状,必要时留取标本送检;按要求处理用物 ◆洗手,在体温单大便栏目处记录灌肠结果	• 防止病原微生物传播 • 灌肠后解便 1 次记录为 1/E,无大便记为 0/E
评价	◆护患沟通良好,患者理解操作目的,配合操作 ◆保护患者隐私,操作规范	

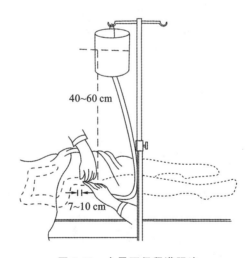

40~60 cm

7~10 cm

图 7-10 大量不保留灌肠法

3. 注意事项

(1) 急腹症、消化道出血、妊娠、严重心血管疾病等患者禁忌灌肠。

(2) 伤寒患者灌肠时灌肠筒内液面不得高于肛门 30 cm,液体量不超过 500 mL。

(3) 肝性脑病患者禁用肥皂液灌肠,充血性心力衰竭和水、钠潴留的患者禁用生理盐水灌肠。

(4) 正确掌握灌肠液的温度、浓度、流速、压力和溶液的量。

(5) 灌肠时患者如有腹胀或便意时,应嘱患者做深呼吸,以减轻不适。

（6）灌肠过程中应随时注意观察患者的病情变化,如发现脉速、面色苍白、出冷汗、剧烈腹痛、心慌气短时,应立即停止灌肠并及时与医生联系,采取急救措施。

（二）小量不保留灌肠法

适应于腹部或盆腔手术后的患者、危重患者、年老体弱患者、小儿及孕妇等。

1. 目的

（1）软化粪便,解除便秘。

（2）排除肠道内的气体,减轻腹胀。

2. 操作流程　见表 7-9。

表 7-9　小量不保留灌肠法操作流程

操作程序	操作步骤	要点说明
评估		
	◆同大量不保留灌肠法	
准备		
1.操作者准备	◆同大量不保留灌肠法	
2.用物准备	◆治疗车上层:一次性灌肠包(或注洗器、量杯、肛管、温开水 5～10 mL、止血钳、一次性垫巾或橡胶单和治疗巾、手套、润滑剂、卫生纸),根据医嘱准备灌肠液、棉签、弯盘、手消毒液	• 正确选用灌肠液,掌握溶液的温度、浓度和量 • 22～24 号肛管
	◆治疗车下层:便盆、便盆巾、生活垃圾桶、医用垃圾桶	
	◆灌肠液:"1、2、3"溶液(50%硫酸镁溶液 30 mL、甘油 60 mL、温开水 90 mL);甘油 50 mL 加等量温开水;各种植物油 120～180 mL。溶液温度为 38 ℃	
3.环境准备	◆同大量不保留灌肠法	
4.患者准备	◆同大量不保留灌肠法	
实施		
1.核对、解释	◆备齐用物携至床旁,核对患者床号、姓名及灌肠液,做好解释	• 确认患者
2.准备体位	◆协助患者取左侧卧位,双膝屈曲,卷褪裤至膝部,臀部移至床沿。臀下垫一次性垫巾	• 利用重力作用使灌肠液顺利流入乙状结肠
3.戴手套	◆戴清洁手套	
4.连接、润滑肛管	◆将弯盘置于臀边,用注洗器抽吸灌肠液,连接肛管,润滑肛管前端,排气,夹管	• 减少插管时的阻力和对黏膜的刺激
5.插肛管	◆左手用卫生纸分开臀部,暴露肛门,嘱患者深呼吸,右手将肛管从肛门轻轻插入 7～10 cm	• 使患者放松,便于插管

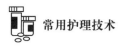

操作程序	操作步骤	要点说明
6.注入灌肠液	◆固定肛管,松开止血钳,缓缓注入溶液,注毕用血管钳夹管,取下注洗器再吸取溶液,松钳后进行灌注。如此反复至灌洗液全部注入完毕,如用灌肠筒灌肠,液面距肛门应低于 30 cm(图7-11)	• 注入速度不宜过快过猛,以免刺激肠黏膜,引起排便反射
7.拔管	◆血管钳夹闭肛管尾端或反折肛管尾端,用卫生纸包裹肛管轻轻拔出,弃于医用垃圾桶内。擦净肛门,脱下手套,消毒双手	• 充分软化粪便,利于排便
8.保留灌肠液	◆协助患者取舒适的卧位,嘱其尽量保留 10～20 min后再排便	
9.余步骤	◆同大量不保留灌肠法 13～14	
评价		
	◆护患沟通良好,患者理解操作目的,配合操作 ◆保护患者隐私,操作规范	

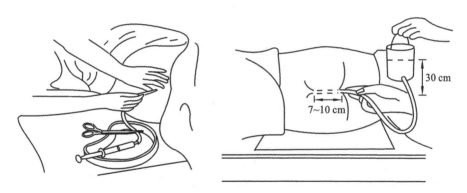

图 7-11 小量不保留灌肠法

3. 注意事项

(1) 灌肠时的插管深度为 7～10 cm,压力宜低,注入灌肠液时不宜过快。

(2) 每次抽吸灌肠液时应反折肛管尾端,防止空气进入肠道,引起腹胀。

(三)保留灌肠法

将灌肠液灌入到直肠或结肠内,通过肠黏膜吸收达到治疗疾病的目的。

1. 目的

(1) 镇静、催眠。

(2) 治疗肠道感染。

2. 操作流程 见表 7-10。

表 7-10　保留灌肠法操作流程

操作程序	操作步骤	要点说明
评估		
	◆同大量不保留灌肠法	
准备		
1.操作者准备	◆同大量不保留灌肠法	
2.用物准备	◆治疗车上层:注洗器,治疗碗(内盛遵医嘱备的灌肠液)、肛管(20 号以下)、温开水 5～10 mL、止血钳、润滑剂、棉签、手套、弯盘、卫生纸、一次性垫巾或橡胶单和治疗巾、小垫枕、手消毒液	• 20 号以下肛管
	◆治疗车下层:便盆、便盆巾、生活垃圾桶、医用垃圾桶	
	◆常用溶液:药物及剂量遵医嘱准备,镇静、催眠用 10％水合氯醛溶液;肠道感染用 2％小檗碱溶液,0.5％～1％新霉素溶液或其他抗生素溶液。灌肠液不超过 200 mL,溶液温度为 38 ℃	
3.环境准备	◆同大量不保留灌肠法	
4.患者准备	◆了解灌肠的目的、过程和注意事项,配合操作,排尽大、小便	• 以减轻腹压,清洁肠道,以利于保留药液
实施		
1.核对、解释	◆备齐用物携至床旁,核对患者床号、姓名及灌肠液,做好解释	• 确认患者,以晚上睡眠前灌肠为宜,此时活动少,药液易于保留、吸收
2.准备体位	◆根据病情选择不同的卧位。慢性细菌性痢疾,取左侧卧位;阿米巴痢疾,取右侧卧位	
3.抬高臀部	◆将小枕、橡胶单和治疗巾垫于患者臀部下,使臀部抬高 10 cm	• 抬高臀部防止药液溢出
4.插管、注药液	◆戴手套,润滑肛管前段,排气,轻轻插入肛门15～20 cm,缓慢注入药液	
5.拔管	◆药液注入完毕,再注入温开水 5～10 mL,抬高肛管尾端,使管内溶液全部注完,拔出肛管,擦净肛门,取下手套,消毒双手,嘱患者尽量保留药液在 1 h 以上	• 使药液充分吸收,达到治疗的目的 • 观察患者反应
6.操作后处理	◆整理床单位,清理用物 ◆洗手,做好记录	• 记录灌肠时间,灌肠液的种类、量,患者的反应
评价		
	◆护患沟通良好,患者理解操作目的,配合操作 ◆保护患者隐私,操作规范	

3. 注意事项

（1）保留灌肠前嘱患者排便，肠道排空有利于药液吸收。了解灌肠目的和病变部位，以确定患者的卧位和插入肛管的深度。

（2）保留灌肠时，应选择稍细的肛管并且插入要深，液量不宜过多，压力要低，灌入速度宜慢，以减少刺激，使灌入的药液能保留较长时间，以利于肠黏膜吸收。

（3）肛门、直肠、结肠手术的患者及大小便失禁的患者，不宜做保留灌肠。

（四）肛管排气法

将肛管从肛门插入直肠，以排出肠腔内积气的方法。

1. 目的　帮助患者解除肠腔积气，减轻腹胀。

2. 操作流程　见表7-11。

表 7-11　肛管排气法操作流程

操作程序	操作步骤	要点说明
评估		
	◆患者年龄、病情、临床诊断、意识状态、心理状况、理解配合能力	
准备		
1.操作者准备	◆着装整洁，洗手，戴口罩	
2.用物准备	◆治疗车上层：肛管、玻璃接头、橡胶管、玻璃瓶（内盛水 3/4 满，瓶口系带）、润滑油、棉签、胶布(1 cm×15 cm)、手套、卫生纸、手消毒液 ◆治疗车下层：生活垃圾桶、医用垃圾桶	
3.环境准备	◆同大量不保留灌肠法	
4.患者准备	◆了解肛管排气的目的、过程和注意事项，配合操作	
实施		
1.核对解释	◆备齐用物携至床旁，核对患者床号、姓名，做好解释	• 确认患者
2.体位	◆协助患者取左侧卧位，暴露肛门	• 此体位有利于肠腔内气体排出 • 保护患者隐私
3.连接排气装置	◆将玻璃瓶系于床边，橡胶管一端插入玻璃瓶液面以下，另一端与肛管连接	• 防止空气进入直肠，加重腹胀
4.插管、固定	◆戴手套，润滑肛管，嘱患者张口呼吸，将肛管轻轻插入直肠 15～18 cm，用胶布固定于臀部，橡胶管留出足够长度用别针固定于床单上(图7-12)	• 便于患者翻身
5.观察	◆观察排气情况。如排气不畅，帮助患者更换体位或按摩腹部，以促进排气	• 如有气体排出，可见瓶内液面下有气泡逸出 • 观察患者反应
6.拔管	◆保留肛管时间不超过 20 min，拔出肛管，擦净肛门，取下手套	

续表

操作程序	操作步骤	要点说明
7.操作后处理	◆协助患者取舒适体位,询问腹胀有无减轻 ◆整理床单位,清理用物 ◆洗手,做好记录	• 记录排气时间及效果,患者的反应
评价		
	◆护患沟通良好,患者理解操作目的,配合操作 ◆保护患者隐私,操作规范	

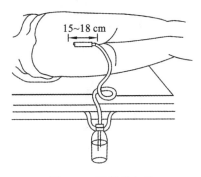

图 7-12 肛管排气法

课后思考

患者,陈某,女性,40 岁,确诊为慢性细菌性痢疾,医嘱予以药物保留灌肠。
请问:
1. 灌肠时,患者宜采取何种体位?
2. 肛管插入直肠的深度是多少?
3. 患者灌肠液应保留多长时间?

第四节　氧气疗法及护理

临床情景

患者,男性,70 岁,确诊为慢性阻塞性肺炎 10 年,近来胸闷、气急等症状加重,住院治疗。血气分析结果:PaO_2 50 mmHg,$PaCO_2$ 60 mmHg,SaO_2 84%。
问题:
1. 你该如何为该患者实施氧疗?
2. 如何保证用氧安全?

氧是生命活动所必需的物质,如果组织得不到足够的氧或不能充分利用氧,组织的代谢、功能甚至形态结构都可能发生异常改变,这一过程称为缺氧。氧气疗法(oxygenic therapy)指通过给氧,提高动脉血氧分压(PaO_2)和动脉血氧饱和度(SaO_2),增加动脉血氧含量(CaO_2),纠正各种原因造成的缺氧状态,促进组织的新陈代谢,维持机体生命活动的治疗方法。

一、缺氧的分类和氧疗适应证

(一)低张性缺氧

主要特点为动脉血氧分压降低,使动脉血氧含量减少,组织供氧不足。由于吸入氧分压过低,外呼吸功能障碍,静脉血分流入动脉所致。常见于高山病、慢性阻塞性肺气肿、先天性心脏病等。

(二)血液性缺氧

由于血红蛋白数量减少或性质改变,造成血氧含量降低或血红蛋白结合的氧气不易释放所致。常见于贫血、一氧化碳中毒、高血红蛋白血症等。

(三)循环性缺氧

由于组织血流量减少引起的组织供氧不足所致,常见于休克、心力衰竭、栓塞等。

(四)组织性缺氧

由于组织细胞利用氧异常所致,常见于氰化物、硫化物、磷等所致的中毒,大量放射线照射,维生素严重缺乏等。

以上四类缺氧中,低张性缺氧(除静脉血分流入动脉外)由于患者 PaO_2 和 SaO_2 明显低于正常,吸氧能提高 PaO_2、SaO_2、CaO_2,使组织供氧增加,因而疗效最好。氧疗对于心功能不全、心排出量严重下降、大量出血、严重贫血及一氧化碳中毒,也有一定的治疗作用。

二、缺氧程度的判断

(一)轻度低氧血症

$PaO_2 > 6.67$ kPa(50 mmHg),$SaO_2 > 80\%$,无发绀,一般不需要氧疗。如有呼吸困难,可给予低流量低浓度(氧流量 $1 \sim 2$ L/min)氧气。

(二)中度低氧血症

PaO_2 为 $4 \sim 6.67$ kPa($30 \sim 50$ mmHg),$SaO_2 60\% \sim 80\%$,有发绀、呼吸困难,需氧疗。

(三)重度低氧血症

$PaO_2 < 4$ kPa(30 mmHg),$SaO_2 < 60\%$,显著发绀、极度呼吸困难、出现三凹征,是氧疗的绝对适应证。

PaO_2 是反映缺氧的主要指标,其正常值为 $80 \sim 100$ mmHg,而血气分析检查是监测用氧效果的客观指标,当患者 PaO_2 低于 50 mmHg(6.67 kPa)时,应给予吸氧。

三、供氧装置

供氧装置包括氧气筒和管道供氧装置。

（一）氧气筒及氧气压力表装置（图 7-13）

1. 氧气筒 氧气筒是一种柱形无缝钢筒,筒内可装入高压[150 kg/cm²(15 MPa)]的氧,容纳氧气 6000 L。氧气筒的顶部有一总开关,控制氧气的进出。氧气筒颈部的侧面有一气门与氧气表相连,是氧气自筒中输出的途径。

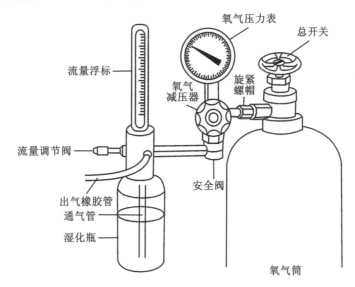

图 7-13 氧气筒及氧气压力表装置

2. 氧气表 由压力表、减压器、流量表、湿化瓶及安全阀组成。压力表可测知氧气筒内的压力,以 kg/cm² 或 MPa 表示(1 kg/cm² 相当于 1 个大气压,1 kg/cm²=0.1 MPa)。减压器是一种弹簧自动装置,将来自筒内的压力减至 2~3 kg/cm²(0.2~0.3 MPa),使流量平稳,保证安全。流量表用来测量每分钟氧气的流出量。湿化瓶内装入 1/3~1/2 的灭菌蒸馏水(可选用一次性湿化装置),通气管浸入水中,湿化瓶出口与鼻氧管相连。安全阀的作用是当氧流量过大、压力过高时,安全阀内部活塞自行上推,过多的氧气由四周小孔流出,以确保安全。

3. 装表法 氧气表装在氧气筒上,以备急用,操作步骤为吹尘、接流量表、接湿化瓶、检查。

(1) 吹尘:将氧气筒置于氧气架上,打开总开关(逆时针转 1/4 周),使少量气体从气门处流出,立即关上(顺时针)开关,以吹除气门处灰尘,避免灰尘进入氧气表。

(2) 接流量表:将氧气表稍向后倾置于氧气筒气门上,用手初步旋紧,再用扳手拧紧,使氧气表直立于氧气筒旁。

(3) 接湿化瓶:连接通气管和湿化瓶。

(4) 检查:确定流量表处于关闭状态,开总开关,再开流量开关,检查氧气装置无漏气、流出通畅,关紧流量开关,推至病房待用。

氧气筒内的氧气供应时间(h)可按下列公式计算:

$$可供应时间=\frac{[压力表压力-5(kg/cm²)]×氧气筒容积(L)}{1 kg/cm²×氧气流量(L/min)×60}$$

氧气浓度与流量的关系:

$$吸入氧浓度(\%)=21+4×氧气流量(L/min)$$

（二）氧气管道装置（中心供氧装置）

医院氧气集中由供应站负责供给，设管道至病区、门诊、急诊。供应站由总开关控制，各用氧单位配氧气表，打开流量表开关即可使用（图7-14）。此法迅速、方便。

装表法：将流量表安装在中心供氧管道氧气流出口处，接上湿化瓶；打开流量开关，调节流量，检查指示浮标能达到既定流量（刻度），全套装置无漏气后备用。

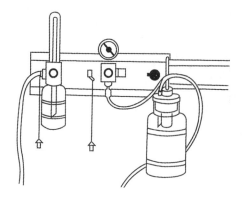

图 7-14　氧气管道装置和中心负压吸引装置

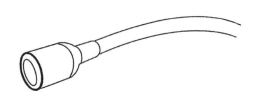

图 7-15　鼻塞给氧

四、氧疗方法

（一）鼻塞给氧法

鼻塞是一种塑料制成的球状物，操作时将鼻塞塞入一侧鼻孔前庭内给氧，妥善固定即可（图7-15）。此方法刺激性小，患者较为舒适，且两侧鼻孔可以交替使用，适用于长期吸氧的患者。鼻塞给氧法是目前临床上常用的给氧方法之一。

1. 目的

（1）纠正各种原因造成的缺氧状态，提高动脉血氧分压和动脉血氧饱和度，增加动脉血氧含量。

（2）促进组织的新陈代谢，维持机体生命活动。

2. 操作流程　见表7-12。

表 7-12　鼻塞给氧法操作流程

操作程序	操作步骤	要点说明
评估		
	◆患者年龄、病情、意识、治疗情况，心理状况及合作程度	
准备		
1.操作者准备	◆着装整洁，洗手，戴口罩	
2.用物准备	◆治疗盘内备：小药杯（内盛冷开水）、纱布、弯盘、鼻氧管、棉签、扳手	
	◆治疗盘外备：氧气管道装置或氧气筒及氧气压力表装置、输氧卡、笔、手电筒	

操作程序	操作步骤	要点说明
3.环境准备	◆室温适宜、光线充足、环境安静、远离火源	• 确保给氧安全
4.患者准备	◆了解吸氧的目的、方法、用氧安全的有关知识	
实施		
1.核对	◆备齐用物携至床旁,核对患者床号、姓名	• 确认患者
2.清洁检查	◆用湿棉签清洁双侧鼻腔并检查	• 检查鼻腔有无分泌物堵塞及异常
3.连接	◆将鼻氧管与湿化瓶的出口相连接,打开氧气开关,再次检查设备功能是否正常、管道有无漏气	• 确保管道密闭,功能完好
4.调节	◆调节氧气流量	• 根据病情调节
5.湿润	◆鼻氧管前端放入小药杯里的冷开水中湿润,并检查鼻氧管是否通畅	
6.插管	◆将鼻塞塞入一侧鼻孔前庭内	• 动作轻柔,避免塞入过深
7.固定	◆固定鼻氧管	
8.记录	◆给氧时间、氧流量、患者反应	
9.观察、交代	◆观察病情、缺氧改善情况,交代注意事项	• 有异常及时处理
10.停止用氧	◆先取下鼻氧管	• 防止操作不当,引起组织损伤
11.安置患者	◆体位舒适,整理床单位	
12.卸表		
▲氧气表	◆关闭总开关,放出余气后,关闭流量开关,再卸表	
▲中心供氧	◆关闭流量开关,取下流量表	
13.用物处理	◆处理一次性用物	
14.记录	◆记录停氧时间及效果	• 氧气筒上悬挂空或满标志
评价		
	◆护患沟通良好,患者了解操作目的与用氧安全知识	
	◆氧疗装置无漏气,用氧安全有效	

3. 注意事项

(1) 用氧前,检查氧气装置有无漏气,是否通畅。

(2) 严格遵守操作规程,注意用氧安全,切实做好"四防",即防震、防火、防热、防油。氧气筒搬运时要避免倾倒撞击。氧气筒应放在阴凉处,周围严禁烟火及易燃品,距明火至少 5 m,距暖气至少 1 m,以防引起燃烧。氧气表及螺旋口勿上油,也不可用带油的手装卸。

(3) 使用氧气时,应先调节流量后应用。停用氧气时,应先拔出导管,再关闭氧气开关。中途调节流量,先分离鼻氧管与湿化瓶连接处,调节好流量再接上,以防调节开关出错,大量氧气进入呼吸道而损伤肺组织。

(4) 常用湿化液为灭菌蒸馏水。急性肺水肿用 20%～30% 乙醇,具有降低肺泡内泡沫的表面张力,使肺泡泡沫破裂、消散,改善肺部气体交换,减轻缺氧症状的作用。

（5）氧气筒内的氧气勿用尽,压力表至少要保留 0.5 MPa,以免灰尘进入筒内,再次充气时引起爆炸。

（6）对未用或已用尽的氧气筒,应分别悬挂"满"或"空"的标志,以便及时调换氧气筒,避免急用时搬错而延误时机。

（二）鼻氧管给氧法

将鼻氧管前端插入鼻孔内约 1 cm,导管环固定稳妥即可(图 7-16)。此法较为简单,患者感觉比较舒适,容易接受,是临床常用的给氧方法之一。

（三）面罩给氧法

将面罩置于患者的口鼻部供氧,氧气自下端输入,呼出的气体从面罩两侧孔排出(图7-17),给氧时必须有足够的氧流量,一般需 6～8 L/min,适用于张口呼吸且病情较重患者。

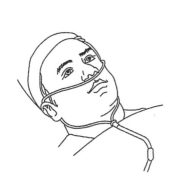

图 7-16　鼻氧管给氧法

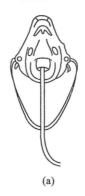

(a)

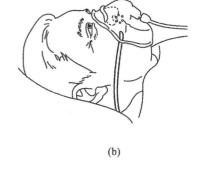

(b)

图 7-17　面罩给氧法

（四）氧气头罩法

将患者的头部置于氧气头罩内,罩面上有多个孔,可以保持罩内一定的氧气浓度、温度和湿度(图 7-18)。头罩与颈部之间要保持适当的空隙,防止二氧化碳潴留及重复吸入,此法多用于小儿。

（五）氧气枕给氧法

氧气枕是一个长方形橡胶枕,枕的一角有一橡胶管,上有调节器可调节氧流量,氧气枕充入氧气,接上湿化瓶即可使用(图 7-19)。此法可用于家庭氧疗、危重患者的抢救或转运中,以枕代替氧气装置。

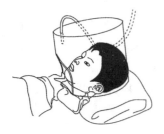

图 7-18　氧气头罩法

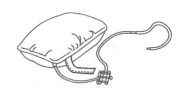

图 7-19　氧气枕给氧法

（六）高压氧疗法

高压氧疗法是指高气压(大于 1 个标准大气压)环境下呼吸纯氧或混合氧以达到治疗各种疾病的方法。此法主要用于 CO 中毒、休克、复苏、脑血管疾病等。

五、氧疗的副作用

氧浓度高于 60%、持续时间超过 24 h,可出现氧疗副作用。常见的副作用如下。

（一）氧中毒

其特点是肺实质的改变,表现为胸骨下不适、疼痛、灼热感,继而出现呼吸增快、恶心、呕吐、烦躁、断续的干咳。预防措施是避免长时间、高浓度氧疗,经常做血气分析,动态观察氧疗的效果。

（二）肺不张

吸入高浓度的氧气后,肺泡内氧气被大量置换,一旦支气管有阻塞时,其所属肺泡内的氧气被肺循环血液迅速吸收,引起吸入性肺不张。表现为烦躁、呼吸急促、心率增快、血压上升,继而出现呼吸困难、发绀、昏迷。预防措施是鼓励患者做深呼吸,多咳嗽和经常改变卧位、姿势,防止分泌物阻塞。

（三）呼吸道分泌物干燥

氧气是一种干燥气体,吸入后可导致呼吸道黏膜干燥,分泌物黏稠,不易咳出,且有损纤毛运动。预防措施是氧气吸入前要先湿化,并定期进行雾化吸入。

（四）晶状体后纤维组织增生

仅见于新生儿,以早产儿多见。由于视网膜血管收缩、视网膜纤维化,最后出现不可逆转的失明,因此新生儿吸氧浓度应严格控制在 40% 以下,并控制吸氧时间。

（五）呼吸抑制

见于Ⅱ型呼吸衰竭者(PaO_2 降低、$PaCO_2$ 增高),由于 $PaCO_2$ 长期处于高水平,呼吸中枢失去了对二氧化碳的敏感性,呼吸的调节主要依靠缺氧对外周化学感受器的刺激来维持,吸入高浓度氧,解除了缺氧对呼吸的刺激作用,使呼吸中枢抑制加重,甚至呼吸停止。因此对Ⅱ型呼吸衰竭患者应给予低浓度、低流量(1～2 L/min)持续吸氧,维持 PaO_2 在 60 mmHg(8 kPa)即可。

课后思考

患者,王某,女性,50 岁,自感胸闷不适,嘴唇青紫,呼吸困难,查 PaO_2 40 mmHg,SaO_2 65%。

问题:

1. 该患者的缺氧程度如何?

2. 使用氧疗时有哪些不良反应,怎样进行预防?

3. 从用氧安全角度考虑,对氧气设备要注意采取哪些防护措施?

第五节　吸痰术及护理

临床情景

　　患者,男性,68 岁,颅脑外伤术后 15 天。体检:体温 38 ℃,脉搏 88 次/分,呼吸 18 次/分,血压 140/90 mmHg,浅昏迷,喉中有痰鸣音,患者不能自行咳嗽排痰。

　　问题:

　　1. 可以采用哪项措施帮助患者排痰?

　　2. 操作时应注意哪些问题?

　　各种原因引起患者呼吸道分泌物过多,痰液黏稠、滞留于呼吸道中或患者疲乏、胸痛、意识障碍等导致咳嗽无效、不能或不敢咳嗽排痰时,应及时为患者清理呼吸道,保持呼吸道通畅。患者清醒时,应鼓励患者咳嗽排痰,协助患者咳嗽排痰的技术有有效咳嗽、叩击、体外引流。当患者不能通过咳嗽排出痰液时,可通过吸痰技术帮助患者保持呼吸道通畅。

一、协助患者咳嗽排痰术

(一) 有效咳嗽

　　咳嗽是一种防御性呼吸反射,可排出呼吸道内的异物、分泌物,具有清洁、保护和维持呼吸道通畅的作用,适用于神志清醒尚能咳嗽的患者。促进有效咳嗽的主要措施如下。

　　(1) 改变患者姿势,使分泌物流入大气道内便于咳出。

　　(2) 鼓励患者作缩唇呼吸,即用鼻吸气,口缩唇呼气,以引发咳嗽反射。

　　(3) 在病情允许的情况下,增加患者的活动量,有利于痰液的松动。

　　(4) 双手稳定地按压胸壁下侧,提供一个坚实的力量,有利于咳嗽。

　　有效咳嗽的步骤为:患者取坐位或半卧位,屈膝,上身前倾,双手抱膝或在胸部和膝盖上置一枕头并用两肋夹紧,深吸气后屏气 3 s(有伤口者,护士应将双手压在切口的两侧),然后患者腹肌用力,两手抓紧支持物(脚和枕),用力做爆破性咳嗽,将痰液咳出(图 7-20)。

(二) 叩击

　　用手叩打胸背部,借助振动,使分泌物松脱而排出体外。适用于长期卧床、久病体弱、排痰无力的患者。叩击的手法是:患者取坐位或侧卧位,操作者将手指弯曲并拢,使掌侧呈空杯状,以手腕力量,从肺底自下而上、由外向内,迅速而有节奏地叩击胸壁(图 7-21)。边叩边鼓励患者咳嗽。注意叩击时避开乳房、心脏、骨突部位(如脊椎、肩胛骨、胸骨)及衣服拉链、纽扣等。

(三) 体位引流

　　置患者于特殊体位,借助重力作用使肺与支气管所存积的分泌物流入大气管并咳出体外。体位引流适应于痰量较多、呼吸功能尚好的支气管扩张、肺脓肿等患者,可起到重要的

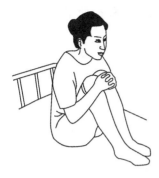

图 7-20 有效咳嗽

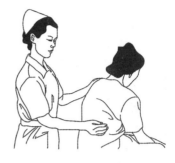

图 7-21 叩击

治疗作用。对严重高血压、心力衰竭、高龄、极度衰弱、意识不清等患者禁用。叩击和体位引流后,立即进行深呼吸和咳嗽,有利于分泌物的排出。

二、吸痰法

吸痰法指经口、鼻腔、人工气道将呼吸道的分泌物吸出,以保持呼吸道通畅,预防吸入性肺炎、肺不张、窒息等并发症的一种方法。临床主要用于年老体弱、危重、昏迷、麻醉未醒、气管切开等各种原因引起的不能有效咳嗽、排痰者。

(一)吸痰装置

吸痰装置有中心吸引器(中心负压装置)、电动吸引器两种,它们利用负压吸引原理,连接导管吸出痰液。

1. 中心吸引器 医院设有中心负压装置,吸引器管道连接到各病室床单位,使用时只需要连接吸痰导管,开启开关,即可吸痰,十分便利(图 7-14)。

2. 电动吸引器 由马达、偏心轮、气体过滤器、负压表、安全瓶、贮液瓶组成。安全瓶和贮液瓶是两个容量为 1000 mL 的容器,瓶塞上有两个玻璃管,通过橡胶管相互连接(图 7-22)。接通电源,打开吸引器开关后,马达带动偏心轮,从吸气孔吸出瓶内的空气,并由排气孔排出,这样不断循环,使瓶内产生负压,将痰液吸出。

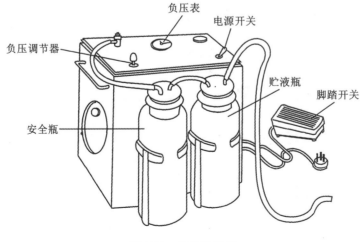

图 7-22 电动吸引器

3. 注射器 紧急状态下,可用 50 mL 或 100 mL 注射器连接吸痰管进行吸痰。

(二)目的

(1)清除呼吸道分泌物,保持呼吸道通畅。

(2)促进呼吸功能,改善肺通气。

(3)预防并发症发生。

(三)操作流程

吸痰法操作流程见表 7-13。

表 7-13 吸痰法操作流程

操作程序	操作步骤	要点说明
评估		
	◆患者年龄、病情、意识、治疗情况,有无将呼吸道分泌物排出的能力,心理状况及合作程度 ◆向患者及家属解释吸痰的目的、方法、注意事项	
准备		
1. 操作者准备	◆着装整洁,修剪指甲,洗手,戴口罩	
2. 用物准备	◆治疗盘内备:有盖罐 2 只(试吸罐和冲洗罐,内盛生理盐水)、一次性无菌吸痰管数根、无菌纱布、无菌血管钳或镊子、无菌手套、弯盘 ◆其他:电动吸引器或中心吸引器。必要时备压舌板、张口器、舌钳、电插板等	• 储液瓶内备 100~200 mL 消毒液
3. 环境准备	◆室温适宜、光线充足、环境安静	
4. 患者准备	◆了解吸痰的目的、方法、注意事项和配合要点;体位舒适、情绪稳定	
实施		
1. 核对	◆备齐用物携至床旁,核对患者床号、姓名	• 确认患者
2. 调节负压	◆接通电源,打开开关,检查吸引器性能,调节负压	• 一般成人 40.0~53.3 kPa(300~400 mmHg);儿童小于 40.0 kPa
3. 检查	◆检查患者口、鼻腔,取下活动义齿	
4. 体位	◆患者头部转向一侧,面向操作者	
5. 试吸	◆连接吸痰管,在试吸罐中试吸少量生理盐水	• 确保吸痰管通畅,并润滑导管前端
6. 吸痰	◆一手反折吸痰管末端,另一手用无菌血管钳(镊)或者戴无菌手套持吸痰管前端,插入口咽部(10~15 cm),然后放松导管末端,先吸口咽部分泌物,更换吸痰管,再吸气管内分泌物。如痰液黏稠,可叩击胸背部或行雾化吸入后再吸痰	• 插管时不带负压,以免损伤呼吸道黏膜 • 采取左右旋转并自深部向上提拉的手法,以利于呼吸道分泌物吸尽,每次吸痰时间少于 15 s

续表

操作程序	操作步骤	要点说明
7.抽吸	◆吸痰管退出时,在冲洗罐中用生理盐水抽吸	• 以免分泌物堵塞吸痰管;一根吸痰管只用一次
8.观察	◆观察气道是否通畅;吸出液的色、质、量;动态观察患者的面色、呼吸、心率、血压,询问患者的感受	• 如一次未吸尽,隔3～5 min重吸,应更换吸痰管
9.安置患者	◆拭尽面部分泌物,协助取舒适卧位;听诊患者呼吸音;整理床单位	
10.整理用物	◆吸痰管按一次性用物处理,吸痰的玻璃接头插入盛有消毒液的挂瓶内浸泡	• 吸痰用物应每班更换
11.记录	◆洗手、记录	
评价		
	◆护患沟通良好,患者了解操作目的并配合操作;吸痰彻底有效,无黏膜损伤	
	◆操作规范,遵守无菌技术原则	

（四）注意事项

（1）吸痰前,检查吸引器性能是否良好,连接是否正确。

（2）严格无菌操作,每次吸痰应更换吸痰管;吸痰盘内的用物应每班更换。

（3）为气管切开患者吸痰,应先吸气管切开处,再吸口（鼻）部。

（4）每次吸痰时间＜15 s,以免造成缺氧。

（5）吸痰动作应轻、稳,插管时不可带有负压,以免损伤呼吸道或口腔黏膜。

（6）痰液黏稠时,可配合叩击、雾化吸入,提高吸痰效果。

（7）电动吸引器连续使用时间不宜过久;贮液瓶内液体不宜过满,超过2/3满时,应及时倾倒。

课后思考

患者,李某,女,75岁。直肠癌术后5天,一直卧床不愿活动,痰液多且黏稠,咳嗽无力,口唇发绀,紧急为患者吸痰。

问题:

1.吸痰操作中,每次抽吸时间多长?

2.如何指导患者有效咳嗽?

（郭凤英）

第八章
危重患者抢救技术

临 床 情 景

120 急救中心接到呼救电话,一名成年男性求助:回家发现其女儿昏倒在地,呼之不应,为煤气中毒。急救车立即赶往现场。

问题:

1. 需立即为该中毒者实施哪些抢救?

2. 抢救此类患者应注意哪些问题?

第一节　抢救工作的管理与抢救设备

一、抢救工作的管理

抢救工作是一项系统化的工作,对抢救工作的组织管理是使抢救工作及时、准确、有效的保证。

（一）组织形式及人员安排

（1）全院性抢救:一般用于大型灾难等突发情况,由医疗院长组织实施,各科室均参与抢救。

（2）科室内的抢救:由科主任、护士长负责组织实施,各级医务人员必须听从指挥,积极参与抢救。

（3）科室内重大抢救要报院领导。

（4）涉及法律纠纷要报告有关部门。

（二）严格执行抢救制度

（1）参加抢救的人员必须全力以赴,明确分工,紧密配合,坚守岗位,严格执行各项规章制度。

（2）对危重患者要就地抢救，待病情稳定后方可移动。

（3）严格执行交接班制度和查对制度，对病情变化、抢救经过、用药等要详细记录后交班。

（4）使用各种急救药物前须经两人核对，核对无误后方可使用。执行口头医嘱时，护士须向医生复述一遍，双方确认无误后方可执行。抢救完毕后由医生及时补写医嘱和处方。抢救中各种药物的空安瓿、输液、输血的空瓶或空袋等应集中放置，以便统计和查对。

（5）及时与患者家属联系，告知相关情况。

二、抢救设施与设备

（一）抢救室

急诊室和病区均应设单独的抢救室，抢救室应靠近护士站。抢救室应有足够的空间（每张抢救床净使用面积不少于 12 m×12 m），有足够的照明和足够的电源插座。

（二）抢救设备

各种抢救药品、物品实行"五定"，即定数量品种、定点放置、定人管理、定期检查维修、定期消毒和灭菌，保证随时处于备用状态。

1. 基本设施 多功能抢救床、输液天轨、中心供氧装置、药品器械柜等。

2. 抢救监护设备 呼吸机、除颤仪、心电监护仪、心电图机、电动洗胃机、电动吸引器、注射泵等。

3. 常用的急救药品 心肺复苏药物、呼吸兴奋药、血管活性药物、利尿及脱水药物、抗心律失常药物、镇静药、止痛药、止血药、抗凝药、解毒药、平喘药、纠正水、电解质及酸碱失衡药、各种静脉补液液体、局部麻醉药、激素类药物等。

4. 其他抢救物品 气管插管器械、输血输液用品、各种切开包、各种穿刺包、各种体腔引流导管及无菌物品等。

知识链接

急救绿色通道

急救绿色通道是指医院为危急重患者提供的快捷高效服务系统，包括在分诊、接诊、检查、治疗、手术及住院环节上，实施快速、有序、安全、有效的急救服务。急救绿色通道的建立可使危重患者得到最有效的救治，能有效缩短救治时间，降低伤残率和病死率，提高救治成功率和生存质量。

第二节 常用抢救技术

一、心肺复苏技术

(一)概念

心肺复苏(cardiopulmonary resuscitation,CPR)是对由于外伤、疾病、中毒、意外低温、淹溺和电击等各种原因,导致呼吸、心跳骤停,必须紧急采取重建和促进心脏、呼吸有效功能恢复的一系列措施。

(二)呼吸心跳骤停的原因及临床表现

1. 原因

(1)意外事件:如溺水、电击、窒息、雷击、自缢等。

(2)器质性心脏病:如室颤、急性广泛性心肌梗死、重度房室传导阻滞而致心跳骤停。

(3)神经系统病变:如脑炎、脑血管意外、脑部外伤等疾病所致脑水肿、颅内压增高,严重者可因脑疝引起生命中枢受损致心跳、呼吸停止。

(4)药物中毒或过敏:如洋地黄类药物中毒、安眠药中毒、青霉素过敏等。

(5)手术或麻醉意外:如麻醉药剂量过大、用药错误、术中气管插管不当、心脏手术或术中出血过多致休克等。

(6)水、电解质及酸碱平衡紊乱:严重的酸碱中毒、高血钾、低血钾均可引起心跳骤停。

2. 临床表现

(1)意识突然丧失,面色苍白或发绀。

(2)大动脉搏动消失,触摸不到颈、股动脉搏动。

(3)呼吸停止或开始叹息样呼吸,逐渐缓慢,继而停止。

(4)双侧瞳孔散大。

(5)可伴有短暂抽搐和大小便失禁,伴口眼歪斜,随即全身松软。

(6)心电图表现:①心室颤动;②无脉性室性心动过速;③心室静止;④无脉心电活动。

心跳骤停临床表现较多,其中以意识突然丧失和大动脉搏动消失这两项最为重要,仅凭这两个征象即可做出心跳骤停的诊断,应立即进行初步急救。

(三)操作流程

心肺复苏术操作流程见表8-1。

表 8-1　心肺复苏术操作流程

操作程序	操作步骤	要点说明
评估		
	◆患者的病情、意识状态、呼吸、脉搏、有无活动义齿等情况	
	◆环境是否安全	

续表

操作程序	操作步骤	要点说明
准备		
1.操作者准备	◆着装整洁	
2.用物准备	◆治疗盘内放血压计、听诊器,必要时备一木板、脚踏板,有条件者准备除颤仪、呼吸器等	
3.环境准备	◆环境安全,光线充足、安静,床单位周围宽敞	• 室内有其他患者时,应用屏风遮挡,避免影响其他患者
4.患者准备	◆将患者仰卧于地面或硬板床上	
实施		
1.确认环境安全	◆观察周围环境是否安全	
2.判断	◆轻拍患者双肩,并在患者耳边大声呼唤,确认患者意识丧失 ◆检查颈动脉搏动:术者食指及中指指尖先触及甲状软骨突出处,然后向旁滑移 2～3 cm,在胸锁乳突肌内侧轻轻触摸颈动脉搏动	• 注意颈椎保护,呼叫声响有效,记录意识丧失时间 • 注意单侧触摸、力度适中,判断时间为 10 s 以内
3.呼救	◆立即呼救	• 急救与呼救同步 • 求助他人帮助拨打急救电话,或协助救护
4.摆放体位	◆使患者仰卧于硬板床或地上,头、颈、躯干及下肢在同一直线上,双上肢置于躯干的两侧。解开衣领口、领带、围巾及腰带	• 注意正确的复苏体位 • 如果是软床,胸下垫胸外按压板
5.胸外心脏按压	◆抢救者站在或跪于患者一侧 ◆一手掌根部放于按压部位,即胸骨中、下 1/3 交界处,在胸骨中线与两乳头连线的相交处;另一手平行重叠于此手背上,十指翘起不接触胸壁,只以掌根部接触按压处 ◆双臂位于患者胸骨正上方,双肘关节伸直,使肩、肘、腕在一条直线上,并与患者身体垂直,利用上身重量垂直下压与放松(图 8-1) ◆按压时间与放松时间之比为 1∶2,放松时手掌根不离开胸壁;按压频率为每分钟 100 次以上	• 按压部位正确 • 按压动作规范,手掌根不离开患者胸部 • 按压深度为成人胸骨下陷至少 5 cm • 按压时间与放松时间之比为 1∶2 • 放松时使胸廓完全恢复原来位置
6.畅通气道	◆清除口腔、气道内分泌物或异物,有义齿者应取下 ◆开放气道 (1)仰头提颏法:抢救者一手小鱼际置于患者前额,用力使头部后仰,另一手放在下颏骨性部向上抬颏,使下颌尖、耳垂连线与地面垂直(图 8-2)	• 手指不可压向颏下软组织深处,以免阻塞气道

操作程序	操作步骤	要点说明
	(2)仰头抬颈法:抢救者一手抬起患者颈部,另一手一小鱼际置于患者前额,使其头后仰,颈部上托(图8-3)	• 头颈部损伤患者禁用
	(3)双下颌上提法:抢救者双肘置患者头部两侧,双手食指、中指、无名指放在患者下颌角后方,向上或向后抬起下颌(图8-4)	
7. 实施人工呼吸	◆保持气道开放体位,用压额之手的拇指、食指捏住患者鼻孔。正常吸一口气,屏气,双唇包绕密封患者口部,吹气,持续时间大于1 s,至胸廓抬起。将嘴移离患者的嘴,将捏住的鼻孔松开,注视患者胸部下陷。重复吹气1次	• 人工呼吸动作规范,吹气量与放气量之比为(1.5～2):1 • 每次吹气400～600 mL
8. 反复胸外心脏按压与人工呼吸	◆再重复进行胸外心脏按压与人工呼吸4个周期	• 胸外心脏按压:人工呼吸=30:2
9. 复检	◆判断大动脉搏动、自主呼吸、瞳孔、面色及甲床等	• 复苏成功指标:能扪及大动脉搏动;口唇、面色、甲床等颜色由发绀转为红润;瞳孔随之缩小,可有对光反应;呼吸逐渐恢复;昏迷变浅,出现翻身或挣扎
10. 安置患者	◆将患者头偏向一侧,整理衣服,记录复苏结果	
评价		
	◆操作规范,熟练 ◆体现"生命第一,时效为先"的意识	

（四）注意事项

（1）判断反应、呼吸及心搏是否存在应在10 s内完成,不可因反复判断而延误抢救时机。

（2）人工呼吸时送气量不可过大,以免引起患者胃部胀气。

（3）胸外按压部位要准确,否则可引起再损伤、骨折、胃内容物反流等并发症。

（4）胸外按压力要均匀适度,按压时要确保足够的频率和深度,尽可能不中断胸外按压,每次胸外按压后要让胸廓充分回弹,以保证心脏得到充分的血液回流。

（5）胸外按压姿势要正确,按压时肩、肘、腕在一条直线上,并与患者身体长轴垂直。按压时手掌根不能离开胸壁。

（6）心脏按压同时配合人工呼吸,成年患者无论单人或双人操作,心脏按压与人工呼吸的比例都是30:2,婴儿和儿童双人施救,该比例为15:2。

（7）双人CPR时一人立即实施胸外心脏按压,另一人迅速启动急救系统,寻找 AED

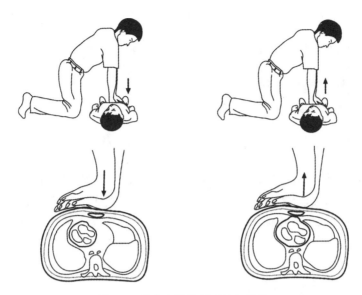

图 8-1 胸外心脏按压手法与姿势

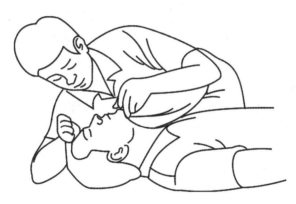

图 8-2 仰头提颏法

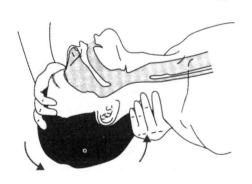

图 8-3 仰头抬颈法

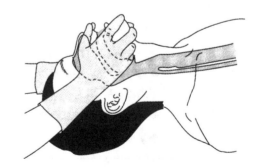

图 8-4 双下颌上提法

并进行人工通气,同时应监测颈动脉搏动,评价按压效果;按压疲劳时可 2 min 互换一次,应在完成一组按压、通气的间隙进行,并尽量缩短中断时间。

(8) 建议以团队的形式实施心肺复苏,以便团队的各个成员同时完成多个操作,提高心肺复苏的效率和质量。

（9）为评价抢救效果，暂停胸外心脏按压的时间一般不超过 10 s。

二、简易人工呼吸器的使用

（一）简易人工呼吸器的结构

简易人工呼吸器由单向阀、弹性呼吸囊、氧气储气阀、氧气储气袋、氧气导管、面罩六部分组成。

（二）目的

用于抢救各种原因引起的呼吸停止或呼吸微弱，如急性呼吸衰竭时出现呼吸停止或呼吸微弱经积极治疗后无改善，肺通气量明显不足者；慢性重症呼吸衰竭，经各种治疗无改善或有肺性脑病者；呼吸机使用前或停用呼吸机时，患者在运送过程中或呼吸机临时故障等；或呼吸机出现故障时。

（三）操作流程

简易人工呼吸器操作流程见表 8-2。

表 8-2　简易人工呼吸器操作流程

操作程序	操作步骤	要点说明
评估		
	◆患者是否存在使用简易人工呼吸器的指征和适应证；有无使用简易呼吸器的禁忌证，如中等以上活动性咯血、心肌梗死、大量胸腔积液等；呼吸囊性能是否完好	
准备		
1.操作者准备	◆衣帽整洁	
2.用物准备	◆简易人工呼吸器、面罩、流量表、湿化瓶、氧导管延长管、听诊器、纱布、弯盘	
3.环境准备	◆环境安全	
4.患者准备	◆协助患者取合适体位	
实施		
1.核对、解释	◆携用物至患者旁边，核对患者，与家属和（或）患者解释目的	• 严格执行查对制度
2.清理呼吸道	◆迅速清理呼吸道分泌物，有义齿应取出	
3.摆体位	◆使患者平卧，解开衣领、腰带，头后仰，托起下颌以开放气道	• 保持气道通畅
4.连接氧气	◆氧气管与呼吸器相连，氧气流量 8～10 L/min	• 正确调节氧气流量
5.放置面罩	◆一手以"EC"手法使面罩与口鼻紧贴：拇指、食指呈"C"字形按住面罩，其余三指托起下颌	• 正确使用"EC"手法

续表

操作程序	操作步骤	要点说明
6.挤压呼吸囊	◆另一手反复有规律地挤压呼吸囊	• 频率16～20次/分 • 一次挤压可有500 mL左右空气进入肺内
7.观察、记录	◆听诊双肺呼吸音,观察胸廓起伏情况,记录用氧效果及用氧时间	• 注意观察效果
8.整理用物	◆整理用物,清洁面罩	• 正确处理面罩
评价		
	◆人工呼吸器操作有效	
	◆动作轻稳熟练,关爱患者,沟通有效	

（四）注意事项

（1）选择合适的面罩,以便得到最佳使用效果。

（2）接氧气时,注意氧气管是否接牢。

（3）操作前后用力挤压球体数次,将积物清除干净。

（4）如果患者有自主呼吸,辅助加压呼吸必须和自主呼吸同步。

（5）加压握力适当,挤压呼吸囊握力与节律要稳定,送气时要观察患者的胃区是否胀气。

（6）用后将鸭嘴阀卸下,用水清洗干净后消毒。

（罗红艳）

第九章
职业安全与防护

第一节　概　　述

一、职业安全与防护相关概念及意义

医院是治疗、护理患者的场所,医务人员在诊断、治疗、护理及检验等工作中,可能会受到各种各样职业性有害因素的伤害。医务人员应具备认识、处理及防范各种职业性有害因素的基本知识和能力,以减少职业伤害,保护自身安全,维护自身健康。

（一）职业防护的相关概念

1. 职业暴露　职业暴露是指从业人员由于职业关系而暴露在有害因素中,从而有可能损害健康或危及生命的一种状态。医务人员职业暴露是指医务人员在诊疗、护理及科学实验等职业活动过程中,接触到有毒、有害物质或病原微生物,以及受到心理、社会等因素的影响而损害健康或危及生命。

2. 职业防护　职业防护是针对可能造成机体损伤的各种职业性有害因素,采取有效措施,以避免职业性损伤的发生,或将损伤降至最低程度。医务人员职业防护是指在诊疗、护理等工作中,针对各种职业性有害因素采取有效措施,以保护医务人员免受职业性有害因素的损伤,或将损伤降至最低程度。

（二）职业防护的意义

（1）提高医护人员的职业生命质量。

（2）科学有效地规避职业风险。

（3）营造和谐的工作氛围。良好安全的医疗护理职业环境,可以增加职业满意度、安全感,使医务人员形成对职业选择的认同感。同时,和谐的工作氛围可以缓解医务人员的工作压力,改善其精神卫生状况,提高其职业适应能力。

二、职业损伤的有害因素

(一) 生物因素

生物因素主要是医务人员在诊断、治疗及检验等工作过程中,意外沾染、吸入或食入病原微生物或含有病原微生物的污染物。生物因素是影响医务人员职业安全最常见的职业性有害因素。常见的生物因素为细菌和病毒。

1. 细菌 诊疗、护理等工作环境中常见的细菌有葡萄球菌、链球菌、肺炎球菌及大肠杆菌等,广泛存在于患者的各种分泌物、排泄物及用过的衣物和器具中,通过呼吸道、消化道、血液及皮肤等途径感染医务人员。细菌的致病作用取决于其侵袭力、毒素类型、侵入机体的数量及侵入途径。

2. 病毒 诊疗、护理工作环境中常见的病毒有肝炎病毒、人类免疫缺陷病毒(HIV)及冠状病毒等,其传播途径以呼吸道和血液传播较为常见。医务人员因职业损伤感染的疾病中,最常见、最危险的乙型肝炎、丙型肝炎及艾滋病均由病毒引起。

(二) 化学因素

化学因素是指医务人员在诊断、治疗、护理及检验等工作过程中,通过多种途径接触到的化学物质。在日常工作中,医务人员尤其是护理人员长期接触多种消毒剂、抗肿瘤化疗药物、麻醉废气及汞等,可造成不同程度的损伤。

1. 常用消毒剂 如甲醛、过氧乙酸、戊二醛及含氯消毒剂等,可刺激皮肤、眼及呼吸道,引起皮肤过敏、流泪、恶心、呕吐及气喘等症状。经常接触还会引起结膜灼伤、上呼吸道炎症、喉头水肿和痉挛、化学性气管炎或肺炎等。长期接触会造成肝脏损害和肺纤维化,甚至还会损害中枢神经系统,表现为头痛及记忆力减退。

2. 常用化疗药物 如环磷酰胺、氮芥、阿霉素、丝裂霉素、氟尿嘧啶、铂类药物及紫杉醇等。长期接触化疗药物,在防护不当的情况下可以通过皮肤接触、吸入或食入等途径给接触者带来潜在的危害。长期小剂量接触可因蓄积作用而产生远期影响,不但可能引起白细胞下降和自然流产率增高,而且还有致癌、致畸、致突变及脏器损伤等危险。

3. 麻醉废气 短时间吸入麻醉废气可引起医务人员头痛、注意力不集中、应变能力差和烦躁等症状;长期吸入麻醉废气,在体内蓄积后,可以产生慢性氟化物中毒、遗传性影响(包括致突变、致畸、致癌)及对生育功能的影响等。

4. 其他 体温计、血压计、水温计等是常用护理操作用品,其中汞是医院常见而又极易被忽视的有毒因素。漏出的汞如果处理不当,可以对人体产生神经毒性和肾毒性作用。

(三) 物理因素

在日常诊疗、护理等工作中,常见的物理因素有锐器伤、放射性损伤、负重伤及温度性损伤等。

1. 锐器伤 锐器伤是指各种注射器、穿刺针、缝针、剪刀、刀片等锐器,造成皮肤深部的足以使受伤者出血的皮肤损伤。锐器伤是医务人员职业暴露感染血源性传播疾病的主要途径,可能导致多种病原体的传播,其中危害性最大的是乙型肝炎、丙型肝炎和艾滋病病原体的传播。同时,锐器伤会对医务人员造成较大的心理压力,表现为焦虑、抑郁等不良心理情绪。

2. 放射性损伤 在日常工作中,如果防护不当,紫外线、激光等放射性物质可导致不同程度的皮肤、眼睛受损等不良反应。在为患者进行放射性诊断和治疗的过程中,如果防护不当,会造成机体免疫功能障碍,严重者可导致血液系统功能障碍或致癌。

3. 负重伤 在为患者翻身、搬运患者的过程中,如果用力不当或弯腰姿势不正确时,容易造成腰部肌肉损伤,引发腰椎间盘突出。长时间站立和走动还可引起下肢静脉曲张等。

4. 温度性损伤 常见的温度性损伤有热水瓶、热水袋等所致的烫伤;易燃易爆物品如氧气、乙醇等所致的烧伤;各种电器的使用,如红外线烤灯、频谱仪及高频电刀所致的灼伤等。

（四）心理-社会因素

医务人员是一个特殊的职业群体,长期面对疾病、意外伤害、死亡等,且社会对医务人员的要求不断提高,增加了医务人员工作的风险性和紧张感。长期紧张的工作气氛,容易产生心理疲惫,引发一系列健康问题。

知识链接

医务人员血源性职业暴露

据国外文献报道,医疗机构工作人员感染乙型肝炎病毒（HBV）的概率比普通人群高2~3倍,健康的医务人员患血源性传染病80%～90%是由针刺伤所致,被刺伤的医务人员中护士占80%,乙型肝炎病毒（HBV）、丙型肝炎病毒（HCV）、艾滋病毒（HIV）会由污染的针头或锐器传染给被刺伤者。有研究表明,被已感染患者用后的针头刺伤,其发生HBV、HCV和HIV感染的危险率分别是30%、1.8%和0.3%。根据美国疾病控制中心（CDC）的报告,美国每年有8700多医务人员因针刺伤而导致职业性感染HBV,有成千上万的医务人员感染HCV,其中85%会转为HCV长期携带者;截止2004年底,经美国疾病预防和控制中心确认的职业性HIV感染有59例,感染中护士24人,技术人员20人,医生8人,其他医务人员7人,其中48人是由于针刺伤导致的HIV感染。

三、职业防护的管理

为维护医务人员的职业安全,规范医务人员的职业安全防护工作,预防职业暴露的发生,且在发生暴露后能够得到及时的处理,医疗机构要依据和参照国家有关法规,做好防护管理工作。

（一）完善组织管理

职业安全组织管理分为三级管理,即医院职业安全管理委员会、职业安全管理办公室、科室职业安全管理小组三级管理,分别承担相应的职业安全管理工作。

（二）建立健全规章制度,提高整体防护能力

1. 健全规章制度 制订与完善各项规章制度,认真遵守并执行是保障医务人员职业

安全的基本措施。健全职业安全防护管理制度、职业暴露上报制度、处理程序、风险评估标准、消毒制度、隔离制度、医疗废弃物处理制度及各种有害因素监测制度等。

2. 规范各类操作行为 制订各项预防职业损伤的工作指南并完善操作规程,使医务人员在诊疗护理等工作中有章可循,依法办事,从而减少各种职业暴露的机会。

目前,包括世界卫生组织(WHO)在内的许多国际组织或国家都已经出台了指导医务人员和医疗机构处理和管理职业暴露的指南或指引,如 WHO2010 年联合全球安全注射网络发布了《安全注射及相关操作工具手册》、美国 CDC2001 年发布了《职业暴露于 HBV、HCV、HIV 后预防的管理与处置建议》并于 2005 年发布了《关于 HIV 职业暴露后预防的管理与处置建议》、我国于 2004 年颁布了《医务人员艾滋病毒职业暴露防护工作指导原则(试行)》并于 2009 年颁布了《血源性病原体职业接触防护原则》等指南。

（三）加强职业安全知识培训,强化职业防护意识

1. 职业安全与防护知识的培训 加强对医务人员的教育与培训,已经被多数国家公认为是减少职业暴露的有效措施之一。各级卫生行政管理部门要充分认识到医务人员职业暴露的危险性和严重性以及做好医务人员职业防护的重要性和迫切性。提供一定的人力、物力、政策及技术支持,做好岗前培训和定期在职培训与考核。如职业安全的基本知识、标准预防及隔离技术、职业暴露后的应急处理及报告方式、个人防护用品的正确使用、专业技术规范等,并把职业安全作为在校教育和毕业后教育的考核内容之一。

2. 增强职业安全意识 医务人员应充分认识到职业暴露的危害和职业防护的重要性,加强学习,增强自我防护意识,在为患者服务的同时注意保护自己,维护自身的健康。

（四）实施标准预防

标准预防是指视所有患者的血液、体液、分泌物及排泄物都具有潜在的传染性,接触时均应采取防护措施,以防止血源性传播疾病和非血源性传播疾病的传播。

标准预防的 3 个基本内容。

1. 隔离对象 视所有患者的血液、体液、分泌物、排泄物及其被污染的物品等都具有传染性。

2. 防护 坚持对患者和医务人员共同负责的原则,强调双向防护,防止疾病双向传播。

3. 隔离措施 根据疾病的主要传播途径,采取相应的隔离措施,包括接触隔离、空气隔离和飞沫隔离等。

标准预防技术包括洗手、戴口罩、戴防护目镜和面罩、穿脱隔离衣等,采取综合防护措施,减少感染的机会。医务人员必须正确掌握各级防护标准、防护措施及各种防护用品的使用方法,以防止防护不足或防护过度。

（五）改进防护设备

医院管理者要充分认识到职业暴露的危害性,创造安全、健康的工作环境,完善的检测系统、医疗设备和职业防护措施,为医务人员提供全方位的安全保障。

1. 防护设备及用品

（1）常用的防护设备及设施:生物安全柜、层流手术室、感应式洗手设施等。

（2）隔离病房防护设备：密闭较好的鸭嘴式口罩、防水围裙、一次性手术衣、无菌手套、手术鞋及手术帽等。

（3）一般用品：手套、面罩、护目镜、防护罩及脚套等。

（4）安全器具：安全型采血器具、安全型注射及输液器具、安全型外科手术器具、符合国际标准的一次性锐器回收盒等。

2. 建立静脉药物配制中心　根据药物特性，建立符合国际标准的操作环境，并配备经过严格培训的药剂师和护士。严格按照操作程序配制全静脉营养液、抗生素及化疗药物等，以保证临床用药的安全性和合理性，减少药物对护士的伤害。

第二节　常见职业损伤及防护措施

一、生物性损伤与防护

在为患者提供诊疗护理等医务活动时，无论是患者还是医务人员的血液和深层体液，都应视为具有潜在传染性的液体，并加以防护。通过采取下列综合性防护措施，减少医务人员感染乙型肝炎病毒（HBV）、丙型肝炎病毒（HCV）或艾滋病毒（HIV）等的机会。

（一）洗手

医务人员在接触患者前后，特别是接触血液、排泄物、分泌物及污染物前后，无论是否戴手套都要洗手。

（二）避免直接接触患者血液或体液

医务人员应常规实施职业性防护，防止皮肤、黏膜与患者的血液、体液接触。常用的防护用品包括手套、口罩、护目镜及隔离衣等。

1. 戴手套　当接触患者的血液或体液、有创伤的皮肤黏膜、进行体腔及血管的侵入性操作或在接触和处理被患者体液污染的物品和锐器时，均应戴手套操作。医务人员手上有伤口时更应注意。

2. 戴口罩或护目镜　口鼻和眼睛的黏膜与其他不完整的皮肤一样，对于进入的传染性物质非常敏感。因此，在处理患者的血液、分泌物及体液等有可能溅出的操作时，特别是在行气管插管、支气管镜检及内镜检查等操作时，应戴口罩和护目镜。

3. 穿隔离衣　在身体有可能被血液、体液、分泌物和排泄物污染，或进行特殊手术时应穿隔离衣。

（三）安全处理锐器

大多数锐器伤是可以预防的。因此，要严格按照操作规程处理针头、手术刀及安瓿等锐器。选用安全性能好的护理用品，如无针头的用品、具有安全保护装置的用品、个人防护用品及锐器收集器。

（四）医疗废物及排泄物的处理

对使用过的一次性医疗用品和其他固体废物，均应放入双层防水污物袋内，密封并贴上特殊标记,送到指定地点,并由专人焚烧处理。排泄物和分泌物倒入专用密闭容器内,经过消毒后排入污水或地下水道内。

二、锐器伤与防护

医务人员经常接触、处理患者的血液、体液和分泌物,如果自我防护意识淡薄、操作不规范、防护用品不到位等,导致污染的锐器伤害医务人员,感染血源性传播疾病。

2008 年美国卫生保健人员国立监测网(NaSH)发布的监测数据显示:医务人员发生血液、体液暴露的人群主要是护士(43%),其次为医生(28%)、技术员(15%)等。

(一)锐器伤的种类

1. 玻璃类 主要有玻璃药瓶、玻璃安瓿、玻璃输液瓶、玻璃试管、体温计等。

2. 金属类 主要有注射器针头、输液器针头、静脉输液针头、各类穿刺针、套管针、手术时使用的缝合针、手术刀片及手术剪刀等。

(二)防护措施

1. 强化完善制度建设 严格执行诊疗护理操作规程和消毒隔离制度,建立并执行锐器伤防护制度,规范操作行为,培养良好的职业素质。

2. 戴手套与洗手 有可能接触患者的血液、体液的诊疗和护理等操作时,必须戴手套,操作完毕脱去手套后立即洗手,必要时进行手消毒;手部皮肤如有破损,在进行有可能接触患者的血液、体液的诊疗和护理操作时,必须戴双层手套。

3. 规范操作 在进行侵袭性诊疗和护理操作过程中,光线要充足;传递器械时要娴熟、规范,可以使用小托盘传递锐器(避免直接传递锐器);特别注意防止针头、缝合针及刀片等锐器损伤。

4. 正确处理使用后的锐器 使用后的锐器应直接放入耐刺、无渗漏的锐器盒内,封存好的锐器盒要有清晰的标志,便于监督执行;锐器不应与其他医疗废物混放;禁止用双手分离污染的针头和注射器;禁止用手直接接触使用后的针头、刀片等锐器;禁止双手回套针帽;禁止用手折弯或弄直针头;禁止直接接触医疗废物。

5. 大力推广安全器具 安全器具是指用于抽取动静脉血液、其他体液或注射药物的无针或有针的装置,通过内在的设计降低职业暴露的风险,包括所有可以降低锐器伤风险的器具,如真空采血管、自动毁形的安全注射器、回缩或自钝注射器、带保护性针头护套的注射器、安全型静脉留置针、中心静脉导管、可回缩型手术刀、钝头缝针等。

6. 加强医务人员的健康管理 建立医务人员的健康档案,定期体检,并根据需要接种相应的疫苗;建立损伤后登记上报制度;建立锐器伤处理流程;建立受伤医务人员监控体系,追踪伤者健康状况;积极关心医务人员的心理变化,做好心理干预。

(三)锐器伤的应急处理流程

(1)医务人员受伤后要保持镇静,戴手套者按规范迅速脱去手套。

(2)处理伤口。

① 立即用手从伤口的近心端向远心端挤出伤口的血液,禁止在伤口局部挤压或按压。

② 用肥皂水清洗伤口,并在流动水下反复冲洗。采用生理盐水反复冲洗皮肤或暴露

的黏膜。

③ 用 75％乙醇或 0.5％聚维酮碘(碘伏)消毒伤口,并包扎。

(3) 及时填写锐器伤登记表,尽早报告部门负责人、预防保健科及医院感染管理科。

(4) 评估锐器伤。根据患者血液中含有病原微生物(如病毒、细菌)的多少和伤口的深度、范围及暴露时间进行评估,并做相应处理。

(5) 血清学检测与处理原则(表 9-1)。

表 9-1 血清学检测与处理原则

检测结果	处理原则
患者 HBsAg 阳性,受伤者 HBsAg 阳性或抗-HBs阳性或抗-HBc 阳性者	不需注射疫苗或乙肝免疫球蛋白(HBIG)
受伤者 HBsAg 阴性或抗-HBs 阴性且未注射疫苗者	24 h 内注射 HBIG 并注射疫苗。于受伤当天、第 3 个月、6 个月、12 个月随访和监测
患者抗-HCV 阳性,受伤者抗-HCV 阴性者	于受伤当天、第 3 周、3 个月、6 个月随访和监测
患者 HIV 阳性,受伤者 HIV 抗体阴性	(1)经过专家评估后可立即预防用药,并进行医学观察 1 年 (2)于受伤当天、4 周、8 周、12 周、6 个月时检查 HIV 抗体 (3)预防性用药的原则:若被 HIV 污染的针头刺伤,应在 4 h 内,最迟不超过 24 h 进行预防用药,即使超过 24 h,也应实施预防用药。可选用逆转录酶抑制剂、蛋白酶抑制剂

三、化疗药物损伤与防护

随着化疗药物的不断开发与应用,许多肿瘤患者延长了生存时间,提高了生活质量。但大多数化疗药物在杀伤或抑制肿瘤细胞的同时,对机体正常的组织器官如骨髓、消化道、生殖系统的损害尤为严重。化疗药物能汽化,通过皮肤、呼吸道等吸收入人体,给经常接触它的医务人员尤其是护理人员带来一定的潜在危害。

(一)化疗药物损伤防护的原则

(1) 工作人员尽量减少与化疗药物的接触,防止药物由任何途径进入人体。

(2) 尽量减少化疗药物污染环境。

(二)防护措施

1. 配制化疗药物的环境要求 在条件允许的情况下,应设专门的化疗药物配药间,并配备空气净化装置,有条件的医院应设置化疗药物配制中心,配置符合国家要求的Ⅱ级或Ⅲ级垂直层流生物安全柜,可以防止含有药物微粒的气溶胶或气雾对操作者产生伤害,使之达到安全处理化疗药物的防护要求。其操作台面应覆以一次性防渗透性防护垫,以吸附溅出的药液,减少药物污染台面。

2. 配备专业人员 化疗药物配制室内应配备经过药学基础、化疗药物操作规程及废弃物处理等专门培训,并通过专业理论与技术操作考核的护士。化疗护士应定期检查肝功能、血常规等,妊娠期及哺乳期护士避免直接接触化疗药物。

3. 化疗药物配制时的防护 ①配药前穿长袖、低渗透的隔离衣,戴帽子、口罩、护目镜、聚氯乙烯手套并外套一副乳胶手套。②割安瓿前应轻弹其颈部,使附着的药物降至瓶底,掰开安瓿时应垫纱布,避免药粉、药液外溢,或玻璃划破手套。③溶解药物时,溶媒应沿瓶壁缓慢注入瓶底,待药粉浸透后再晃动,以防药液溢出。④稀释和抽取瓶装药物时,应插入双针头,排除瓶内压力,防止针栓脱出造成污染;抽取药液后,在药瓶内进行排气和排液后再拔针,不宜将药物排于空气中;抽取药液时用一次性注射器和针腔较大的针头,所抽药液不宜超过注射器容量的 3/4。⑤抽取药液后放入垫有聚乙烯薄膜的无菌盘内备用。⑥操作结束后,用水冲洗和擦洗操作台。脱去手套后彻底冲洗双手并行沐浴,以减轻药物的毒副作用。

4. 化疗药物给药时的防护 ①静脉给药时应戴手套。②确保注射器和输液管接头处连接紧密,以防药物渗漏。③从茂菲氏滴管内加入药物时,先用无菌棉球围在滴管开口处再加药,加药速度不宜过快,以防药物从管孔溢出。

5. 化疗药物污染后处理 化疗药物外溅时,应立即标明污染范围,避免他人接触;药物外溅到桌面或地上时,应立即用吸水毛巾或纱布吸附;若为粉剂则用湿纱布轻轻擦抹,并用肥皂水擦洗污染表面后,再用 75% 乙醇擦拭。

6. 集中处理化疗废弃物和污染物 ①接触过化疗药物的用品、一次性注射器、输液器、针头、废弃安瓿等,使用后必须放置在防刺破、无渗漏的专用容器中封闭处理。②用过的一次性防护衣、帽等污染物,必须经过焚烧处理。③隔离衣、裤等非一次性物品应与其他物品分开放置,并经过高温处理。④处理 48 h 内接受过化疗患者的分泌物、呕吐物、排泄物、血液时,必须穿隔离衣、戴手套;被化疗药物或患者体液污染过的床单等应单独洗涤;患者使用的物品应先用热水冲洗 2 次,然后分装标记,集中处理;患者使用过的洗手池、马桶要用清洁剂和热水彻底清洗。⑤混有化学药物的污水,先在医院内的污水处理系统中灭活或破坏细胞毒性药物,再排入城市污水系统。

（三）化疗药物暴露后处理流程

在配制、使用和处理污染物的过程中,如果防护用品不慎被污染,或眼睛、皮肤直接接触到化疗药物时,可采取下列处理流程。

（1）迅速脱去手套或隔离衣。

（2）立即用肥皂水和清水清洗污染部位的皮肤。

（3）眼睛被污染时,应迅速用清水或等渗盐水冲洗眼睛。

（4）记录接触情况,必要时就医治疗。

四、负重伤与防护

负重伤是医务人员由于职业的关系,需要长时间站立、频繁走动,低头操作,推拉、搬运车辆或重物,如工作强度大或用力不合理、长期蓄积性损伤等,易患下肢静脉曲张、颈椎病、腰肌劳损、腰椎间盘突出等。

（一）加强锻炼,提高身体素质

加强腰部锻炼是预防负重伤的重要措施。如健美操、广播体操、太极拳、慢跑、游泳及瑜伽等。锻炼可提高机体免疫力、肌肉的柔韧性,增加骨关节活动度,防止发生负重伤。

（二）保持正确的工作姿势

在日常工作中,应注意保持正确的身体姿势,如站立或坐位时,尽可能保持腰椎伸直,使脊椎支撑力增大,避免因过度屈曲引起腰部韧带劳损,减少身体重力对腰椎的损伤。半弯腰或弯腰时,应两足分开使重力落在髋关节和两足处,降低腰部负荷。弯腰搬重物时,应先伸直腰部,再屈髋下蹲,后髋及膝关节用力,随后挺腰将重物搬起。

（三）经常变换工作姿势

在日常工作中,避免长时间保持一种体位或姿势,要定时变换体位,以缓解肌肉、关节及骨骼疲劳,减轻脊柱负荷。

（四）使用劳动保护品

在工作中,可佩带腰围等保护用品,以加强腰部的稳定性。

（五）促进下肢血液循环

医务人员长时间站立可导致下肢血液回流受阻而发生下肢静脉曲张。

（1）应避免长时间保持同一姿势,经常变换体位、姿势或进行轻微的活动,以促进下肢血液循环。

（2）站立时,可让双下肢轮流支撑身体重量,并可适当做踮脚动作,促进小腿肌肉收缩,减少静脉血淤积。

（3）工作间歇可尽量抬高下肢或做下肢运动操,以促进下肢血液回流。

（4）穿弹力袜或捆绑弹力绷带,以促进下肢血液回流,减轻或消除肢体沉重感或疲劳感。

（六）养成良好的生活与饮食习惯

提倡卧硬板床休息。科学合理饮食,多食富含钙、铁、锌的食物,如牛奶、菠菜、西红柿及骨头汤等;多食用肉、蛋、鱼及豆制品等,以增加机体内蛋白质的摄入量;多食富含 B 族维生素、维生素 E 的食物,如杂粮、花生及芝麻等,B 族维生素是神经活动时需要的营养素,可缓解疼痛,解除肌肉疲劳,维生素 E 可扩张血管、促进血液回流,消除肌肉紧张。

课后思考

1. 患者,王某,男,31 岁。因胃溃疡住院治疗,患者 HBsAg 阳性,刘护士在为该患者静脉采血时,不慎被污染的针头扎伤手指。

问题:

（1）刘护士应立即采取哪些措施处理伤口?

（2）刘护士应该做哪些血清学检查和预防用药?

2. 患者,李某,女,28 岁。因小腿外伤后疼痛、流血就诊,张医生给予清创缝合治疗。

问题:

（1）医务人员常见的职业损伤有哪些?

（2）针对该患者,张医生应如何做好职业安全防护?

（郭凤英）

附录 A
关于维护医疗机构
秩序的通告

中华人民共和国卫生部
中华人民共和国公安部
通　告
卫通〔2012〕7号
关于维护医疗机构秩序的通告

　　为有效维护医疗机构正常秩序,保证各项诊疗工作有序进行,依照国家有关法律法规的规定,特通告如下:

　　一、医疗机构是履行救死扶伤责任、保障人民生命健康的重要场所,禁止任何单位和个人以任何理由、手段扰乱医疗机构的正常诊疗秩序,侵害患者合法权益,危害医务人员人身安全,损坏医疗机构财产。

　　二、医疗机构及其医务人员应当坚持救死扶伤、全心全意为人民服务的宗旨,严格执行医疗管理相关法律、法规和诊疗技术规范,切实加强内部管理,提高医疗服务质量,保障医疗安全,优化服务流程,增进医患沟通,积极预防化解医患矛盾。

　　三、患者在医疗机构就诊,其合法权益受法律保护。患者及家属应当遵守医疗机构的有关规章制度。

　　四、医疗机构应当按照《医院投诉管理办法(试行)》的规定,采取设立统一投诉窗口、公布投诉电话等形式接受患者投诉,并在显著位置公布医疗纠纷的解决途径、程序以及医疗纠纷人民调解组织等相关机构的职责、地址和联系方式。患者及家属应依法按程序解决医疗纠纷。

　　五、患者在医疗机构死亡后,必须按规定将遗体立即移放太平间,并及时处理。未经医疗机构允许,严禁将遗体停放在太平间以外的医疗机构其他场所。

　　六、公安机关要会同有关部门做好维护医疗机构治安秩序工作,依法严厉打击侵害医务人员、患者人身安全和扰乱医疗机构秩序的违法犯罪活动。

七、有下列违反治安管理行为之一的，由公安机关依据《中华人民共和国治安管理处罚法》予以处罚；构成犯罪的，依法追究刑事责任：

（一）在医疗机构焚烧纸钱、摆设灵堂、摆放花圈、违规停尸、聚众滋事的；

（二）在医疗机构内寻衅滋事的；

（三）非法携带易燃、易爆危险物品和管制器具进入医疗机构的；

（四）侮辱、威胁、恐吓、故意伤害医务人员或者非法限制医务人员人身自由的；

（五）在医疗机构内故意损毁或者盗窃、抢夺公私财物的；

（六）倒卖医疗机构挂号凭证的；

（七）其他扰乱医疗机构正常秩序的行为。

本通告自公布之日起施行。

二〇一二年四月三十日

附录 B
医疗事故处理条例

中华人民共和国国务院令
第 351 号

《医疗事故处理条例》已经 2002 年 2 月 20 日国务院第 55 次常务会议通过,现予公布,自 2002 年 9 月 1 日起施行。

总理　朱镕基
二〇〇二年四月四日

医疗事故处理条例

第一章　总　　则

第一条　为了正确处理医疗事故,保护患者和医疗机构及其医务人员的合法权益,维护医疗秩序,保障医疗安全,促进医学科学的发展,制定本条例。

第二条　本条例所称医疗事故,是指医疗机构及其医务人员在医疗活动中,违反医疗卫生管理法律、行政法规、部门规章和诊疗护理规范、常规,过失造成患者人身损害的事故。

第三条　处理医疗事故,应当遵循公开、公平、公正、及时、便民的原则,坚持实事求是的科学态度,做到事实清楚、定性准确、责任明确、处理恰当。

第四条　根据对患者人身造成的损害程度,医疗事故分为四级:

一级医疗事故:造成患者死亡、重度残疾的;

二级医疗事故:造成患者中度残疾、器官组织损伤导致严重功能障碍的;

三级医疗事故:造成患者轻度残疾、器官组织损伤导致一般功能障碍的;

四级医疗事故:造成患者明显人身损害的其他后果的。

具体分级标准由国务院卫生行政部门制定。

第二章　医疗事故的预防与处置

第五条　医疗机构及其医务人员在医疗活动中,必须严格遵守医疗卫生管理法律、行政法规、部门规章和诊疗护理规范、常规,恪守医疗服务职业道德。

第六条 医疗机构应当对其医务人员进行医疗卫生管理法律、行政法规、部门规章和诊疗护理规范、常规的培训和医疗服务职业道德教育。

第七条 医疗机构应当设置医疗服务质量监控部门或者配备专(兼)职人员,具体负责监督本医疗机构的医务人员的医疗服务工作,检查医务人员执业情况,接受患者对医疗服务的投诉,向其提供咨询服务。

第八条 医疗机构应当按照国务院卫生行政部门规定的要求,书写并妥善保管病历资料。

因抢救急危患者,未能及时书写病历的,有关医务人员应当在抢救结束后6小时内据实补记,并加以注明。

第九条 严禁涂改、伪造、隐匿、销毁或者抢夺病历资料。

第十条 患者有权复印或者复制其门诊病历、住院志、体温单、医嘱单、化验单(检验报告)、医学影像检查资料、特殊检查同意书、手术同意书、手术及麻醉记录单、病理资料、护理记录以及国务院卫生行政部门规定的其他病历资料。

患者依照前款规定要求复印或者复制病历资料的,医疗机构应当提供复印或者复制服务并在复印或者复制的病历资料上加盖证明印记。复印或者复制病历资料时,应当有患者在场。

医疗机构应患者的要求,为其复印或者复制病历资料,可以按照规定收取工本费。具体收费标准由省、自治区、直辖市人民政府价格主管部门会同同级卫生行政部门规定。

第十一条 在医疗活动中,医疗机构及其医务人员应当将患者的病情、医疗措施、医疗风险等如实告知患者,及时解答其咨询;但是,应当避免对患者产生不利后果。

第十二条 医疗机构应当制定防范、处理医疗事故的预案,预防医疗事故的发生,减轻医疗事故的损害。

第十三条 医务人员在医疗活动中发生或者发现医疗事故、可能引起医疗事故的医疗过失行为或者发生医疗事故争议的,应当立即向所在科室负责人报告,科室负责人应当及时向本医疗机构负责医疗服务质量监控的部门或者专(兼)职人员报告;负责医疗服务质量监控的部门或者专(兼)职人员接到报告后,应当立即进行调查、核实,将有关情况如实向本医疗机构的负责人报告,并向患者通报、解释。

第十四条 发生医疗事故的,医疗机构应当按照规定向所在地卫生行政部门报告。

发生下列重大医疗过失行为的,医疗机构应当在12小时内向所在地卫生行政部门报告:

(一)导致患者死亡或者可能为二级以上的医疗事故;

(二)导致3人以上人身损害后果;

(三)国务院卫生行政部门和省、自治区、直辖市人民政府卫生行政部门规定的其他情形。

第十五条 发生或者发现医疗过失行为,医疗机构及其医务人员应当立即采取有效措施,避免或者减轻对患者身体健康的损害,防止损害扩大。

第十六条 发生医疗事故争议时,死亡病例讨论记录、疑难病例讨论记录、上级医师查房记录、会诊意见、病程记录应当在医患双方在场的情况下封存和启封。封存的病历资料可以是复印件,由医疗机构保管。

第十七条 疑似输液、输血、注射、药物等引起不良后果的,医患双方应当共同对现场实物进行封存和启封,封存的现场实物由医疗机构保管;需要检验的,应当由双方共同指定的、依法具有检验资格的检验机构进行检验;双方无法共同指定时,由卫生行政部门指定。

疑似输血引起不良后果,需要对血液进行封存保留的,医疗机构应当通知提供该血液的采供血机构派员到场。

第十八条　患者死亡,医患双方当事人不能确定死因或者对死因有异议的,应当在患者死亡后 48 小时内进行尸检;具备尸体冻存条件的,可以延长至 7 日。尸检应当经死者近亲属同意并签字。

尸检应当由按照国家有关规定取得相应资格的机构和病理解剖专业技术人员进行。承担尸检任务的机构和病理解剖专业技术人员有进行尸检的义务。

医疗事故争议双方当事人可以请法医病理学人员参加尸检,也可以委派代表观察尸检过程。拒绝或者拖延尸检,超过规定时间,影响对死因判定的,由拒绝或者拖延的一方承担责任。

第十九条　患者在医疗机构内死亡的,尸体应当立即移放太平间。死者尸体存放时间一般不得超过 2 周。逾期不处理的尸体,经医疗机构所在地卫生行政部门批准,并报经同级公安部门备案后,由医疗机构按照规定进行处理。

第三章　医疗事故的技术鉴定

第二十条　卫生行政部门接到医疗机构关于重大医疗过失行为的报告或者医疗事故争议当事人要求处理医疗事故争议的申请后,对需要进行医疗事故技术鉴定的,应当交由负责医疗事故技术鉴定工作的医学会组织鉴定;医患双方协商解决医疗事故争议,需要进行医疗事故技术鉴定的,由双方当事人共同委托负责医疗事故技术鉴定工作的医学会组织鉴定。

第二十一条　设区的市级地方医学会和省、自治区、直辖市直接管辖的县(市)地方医学会负责组织首次医疗事故技术鉴定工作。省、自治区、直辖市地方医学会负责组织再次鉴定工作。

必要时,中华医学会可以组织疑难、复杂并在全国有重大影响的医疗事故争议的技术鉴定工作。

第二十二条　当事人对首次医疗事故技术鉴定结论不服的,可以自收到首次鉴定结论之日起 15 日内向医疗机构所在地卫生行政部门提出再次鉴定的申请。

第二十三条　负责组织医疗事故技术鉴定工作的医学会应当建立专家库。

专家库由具备下列条件的医疗卫生专业技术人员组成:

(一)有良好的业务素质和执业品德;

(二)受聘于医疗卫生机构或者医学教学、科研机构并担任相应专业高级技术职务 3 年以上。

符合前款第(一)项规定条件并具备高级技术任职资格的法医可以受聘进入专家库。

负责组织医疗事故技术鉴定工作的医学会依照本条例规定聘请医疗卫生专业技术人员和法医进入专家库,可以不受行政区域的限制。

第二十四条　医疗事故技术鉴定,由负责组织医疗事故技术鉴定工作的医学会组织专家鉴定组进行。

参加医疗事故技术鉴定的相关专业的专家,由医患双方在医学会主持下从专家库中随机抽取。在特殊情况下,医学会根据医疗事故技术鉴定工作的需要,可以组织医患双方在其他医学会建立的专家库中随机抽取相关专业的专家参加鉴定或者函件咨询。

符合本条例第二十三条规定条件的医疗卫生专业技术人员和法医有义务受聘进入专家库,并承担医疗事故技术鉴定工作。

第二十五条 专家鉴定组进行医疗事故技术鉴定,实行合议制。专家鉴定组人数为单数,涉及的主要学科的专家一般不得少于鉴定组成员的二分之一;涉及死因、伤残等级鉴定的,并应当从专家库中随机抽取法医参加专家鉴定组。

第二十六条 专家鉴定组成员有下列情形之一的,应当回避,当事人也可以以口头或者书面的方式申请其回避:

(一)是医疗事故争议当事人或者当事人的近亲属的;

(二)与医疗事故争议有利害关系的;

(三)与医疗事故争议当事人有其他关系,可能影响公正鉴定的。

第二十七条 专家鉴定组依照医疗卫生管理法律、行政法规、部门规章和诊疗护理规范、常规,运用医学科学原理和专业知识,独立进行医疗事故技术鉴定,对医疗事故进行鉴别和判定,为处理医疗事故争议提供医学依据。

任何单位或者个人不得干扰医疗事故技术鉴定工作,不得威胁、利诱、辱骂、殴打专家鉴定组成员。

专家鉴定组成员不得接受双方当事人的财物或者其他利益。

第二十八条 负责组织医疗事故技术鉴定工作的医学会应当自受理医疗事故技术鉴定之日起5日内通知医疗事故争议双方当事人提交进行医疗事故技术鉴定所需的材料。

当事人应当自收到医学会的通知之日起10日内提交有关医疗事故技术鉴定的材料、书面陈述及答辩。医疗机构提交的有关医疗事故技术鉴定的材料应当包括下列内容:

(一)住院患者的病程记录、死亡病例讨论记录、疑难病例讨论记录、会诊意见、上级医师查房记录等病历资料原件;

(二)住院患者的住院志、体温单、医嘱单、化验单(检验报告)、医学影像检查资料、特殊检查同意书、手术同意书、手术及麻醉记录单、病理资料、护理记录等病历资料原件;

(三)抢救急危患者,在规定时间内补记的病历资料原件;

(四)封存保留的输液、注射用物品和血液、药物等实物,或者依法具有检验资格的检验机构对这些物品、实物作出的检验报告;

(五)与医疗事故技术鉴定有关的其他材料。

在医疗机构建有病历档案的门诊、急诊患者,其病历资料由医疗机构提供;没有在医疗机构建立病历档案的,由患者提供。

医患双方应当依照本条例的规定提交相关材料。医疗机构无正当理由未依照本条例的规定如实提供相关材料,导致医疗事故技术鉴定不能进行的,应当承担责任。

第二十九条 负责组织医疗事故技术鉴定工作的医学会应当自接到当事人提交的有关医疗事故技术鉴定的材料、书面陈述及答辩之日起45日内组织鉴定并出具医疗事故技术鉴定书。

负责组织医疗事故技术鉴定工作的医学会可以向双方当事人调查取证。

第三十条 专家鉴定组应当认真审查双方当事人提交的材料,听取双方当事人的陈述及答辩并进行核实。

双方当事人应当按照本条例的规定如实提交进行医疗事故技术鉴定所需要的材料,并积极配合调查。当事人任何一方不予配合,影响医疗事故技术鉴定的,由不予配合的一方承担责任。

第三十一条 专家鉴定组应当在事实清楚、证据确凿的基础上,综合分析患者的病情和个体差异,作出鉴定结论,并制作医疗事故技术鉴定书。鉴定结论以专家鉴定组成员的过半数通过。鉴定过程应当如实记载。

医疗事故技术鉴定书应当包括下列主要内容:

(一)双方当事人的基本情况及要求;

(二)当事人提交的材料和负责组织医疗事故技术鉴定工作的医学会的调查材料;

(三)对鉴定过程的说明;

(四)医疗行为是否违反医疗卫生管理法律、行政法规、部门规章和诊疗护理规范、常规;

(五)医疗过失行为与人身损害后果之间是否存在因果关系;

(六)医疗过失行为在医疗事故损害后果中的责任程度;

(七)医疗事故等级;

(八)对医疗事故患者的医疗护理医学建议。

第三十二条 医疗事故技术鉴定办法由国务院卫生行政部门制定。

第三十三条 有下列情形之一的,不属于医疗事故:

(一)在紧急情况下为抢救垂危患者生命而采取紧急医学措施造成不良后果的;

(二)在医疗活动中由于患者病情异常或者患者体质特殊而发生医疗意外的;

(三)在现有医学科学技术条件下,发生无法预料或者不能防范的不良后果的;

(四)无过错输血感染造成不良后果的;

(五)因患方原因延误诊疗导致不良后果的;

(六)因不可抗力造成不良后果的。

第三十四条 医疗事故技术鉴定,可以收取鉴定费用。经鉴定,属于医疗事故的,鉴定费用由医疗机构支付;不属于医疗事故的,鉴定费用由提出医疗事故处理申请的一方支付。鉴定费用标准由省、自治区、直辖市人民政府价格主管部门会同同级财政部门、卫生行政部门规定。

第四章 医疗事故的行政处理与监督

第三十五条 卫生行政部门应当依照本条例和有关法律、行政法规、部门规章的规定,对发生医疗事故的医疗机构和医务人员作出行政处理。

第三十六条 卫生行政部门接到医疗机构关于重大医疗过失行为的报告后,除责令医疗机构及时采取必要的医疗救治措施,防止损害后果扩大外,应当组织调查,判定是否属于医疗事故;对不能判定是否属于医疗事故的,应当依照本条例的有关规定交由负责医疗事故技术鉴定工作的医学会组织鉴定。

第三十七条 发生医疗事故争议,当事人申请卫生行政部门处理的,应当提出书面申请。申请书应当载明申请人的基本情况、有关事实、具体请求及理由等。

当事人自知道或者应当知道其身体健康受到损害之日起1年内,可以向卫生行政部门提出医疗事故争议处理申请。

第三十八条 发生医疗事故争议,当事人申请卫生行政部门处理的,由医疗机构所在地的县级人民政府卫生行政部门受理。医疗机构所在地是直辖市的,由医疗机构所在地的区、县人民政府卫生行政部门受理。

有下列情形之一的,县级人民政府卫生行政部门应当自接到医疗机构的报告或者当事人提出医疗事故争议处理申请之日起7日内移送上一级人民政府卫生行政部门处理:

(一)患者死亡;

(二)可能为二级以上的医疗事故;

(三)国务院卫生行政部门和省、自治区、直辖市人民政府卫生行政部门规定的其他情形。

第三十九条 卫生行政部门应当自收到医疗事故争议处理申请之日起10日内进行审查,作出是否受理的决定。对符合本条例规定,予以受理,需要进行医疗事故技术鉴定的,应当自作出受理决定之日起5日内将有关材料交由负责医疗事故技术鉴定工作的医学会组织鉴定并书面通知申请人;对不符合本条例规定,不予受理的,应当书面通知申请人并说明理由。

当事人对首次医疗事故技术鉴定结论有异议,申请再次鉴定的,卫生行政部门应当自收到申请之日起7日内交由省、自治区、直辖市地方医学会组织再次鉴定。

第四十条 当事人既向卫生行政部门提出医疗事故争议处理申请,又向人民法院提起诉讼的,卫生行政部门不予受理;卫生行政部门已经受理的,应当终止处理。

第四十一条 卫生行政部门收到负责组织医疗事故技术鉴定工作的医学会出具的医疗事故技术鉴定书后,应当对参加鉴定的人员资格和专业类别、鉴定程序进行审核;必要时,可以组织调查,听取医疗事故争议双方当事人的意见。

第四十二条 卫生行政部门经审核,对符合本条例规定作出的医疗事故技术鉴定结论,应当作为对发生医疗事故的医疗机构和医务人员作出行政处理以及进行医疗事故赔偿调解的依据;经审核,发现医疗事故技术鉴定不符合本条例规定的,应当要求重新鉴定。

第四十三条 医疗事故争议由双方当事人自行协商解决的,医疗机构应当自协商解决之日起7日内向所在地卫生行政部门作出书面报告,并附具协议书。

第四十四条 医疗事故争议经人民法院调解或者判决解决的,医疗机构应当自收到生效的人民法院的调解书或者判决书之日起7日内向所在地卫生行政部门作出书面报告,并附具调解书或者判决书。

第四十五条 县级以上地方人民政府卫生行政部门应当按照规定逐级将当地发生的医疗事故以及依法对发生医疗事故的医疗机构和医务人员作出行政处理的情况,上报国务院卫生行政部门。

第五章　医疗事故的赔偿

第四十六条　发生医疗事故的赔偿等民事责任争议,医患双方可以协商解决;不愿意协商或者协商不成的,当事人可以向卫生行政部门提出调解申请,也可以直接向人民法院提起民事诉讼。

第四十七条　双方当事人协商解决医疗事故的赔偿等民事责任争议的,应当制作协议书。协议书应当载明双方当事人的基本情况和医疗事故的原因、双方当事人共同认定的医疗事故等级以及协商确定的赔偿数额等,并由双方当事人在协议书上签名。

第四十八条　已确定为医疗事故的,卫生行政部门应医疗事故争议双方当事人请求,可以进行医疗事故赔偿调解。调解时,应当遵循当事人双方自愿原则,并应当依据本条例的规定计算赔偿数额。

经调解,双方当事人就赔偿数额达成协议的,制作调解书,双方当事人应当履行;调解不成或者经调解达成协议后一方反悔的,卫生行政部门不再调解。

第四十九条　医疗事故赔偿,应当考虑下列因素,确定具体赔偿数额:

(一)医疗事故等级;

(二)医疗过失行为在医疗事故损害后果中的责任程度;

(三)医疗事故损害后果与患者原有疾病状况之间的关系。

不属于医疗事故的,医疗机构不承担赔偿责任。

第五十条　医疗事故赔偿,按照下列项目和标准计算:

(一)医疗费:按照医疗事故对患者造成的人身损害进行治疗所发生的医疗费用计算,凭据支付,但不包括原发病医疗费用。结案后确实需要继续治疗的,按照基本医疗费用支付。

(二)误工费:患者有固定收入的,按照本人因误工减少的固定收入计算,对收入高于医疗事故发生地上一年度职工年平均工资 3 倍以上的,按照 3 倍计算;无固定收入的,按照医疗事故发生地上一年度职工年平均工资计算。

(三)住院伙食补助费:按照医疗事故发生地国家机关一般工作人员的出差伙食补助标准计算。

(四)陪护费:患者住院期间需要专人陪护的,按照医疗事故发生地上一年度职工年平均工资计算。

(五)残疾生活补助费:根据伤残等级,按照医疗事故发生地居民年平均生活费计算,自定残之月起最长赔偿 30 年;但是,60 周岁以上的,不超过 15 年;70 周岁以上的,不超过 5 年。

(六)残疾用具费:因残疾需要配置补偿功能器具的,凭医疗机构证明,按照普及型器具的费用计算。

(七)丧葬费:按照医疗事故发生地规定的丧葬费补助标准计算。

(八)被扶养人生活费:以死者生前或者残疾者丧失劳动能力前实际扶养且没有劳动能力的人为限,按照其户籍所在地或者居所地居民最低生活保障标准计算。对不满 16 周岁的,扶养到 16 周岁。对年满 16 周岁但无劳动能力的,扶养 20 年;但是,60 周岁以上的,不超过 15 年;70 周岁以上的,不超过 5 年。

（九）交通费:按照患者实际必需的交通费用计算,凭据支付。

（十）住宿费:按照医疗事故发生地国家机关一般工作人员的出差住宿补助标准计算,凭据支付。

（十一）精神损害抚慰金:按照医疗事故发生地居民年平均生活费计算。造成患者死亡的,赔偿年限最长不超过 6 年;造成患者残疾的,赔偿年限最长不超过 3 年。

第五十一条 参加医疗事故处理的患者近亲属所需交通费、误工费、住宿费,参照本条例第五十条的有关规定计算,计算费用的人数不超过 2 人。

医疗事故造成患者死亡的,参加丧葬活动的患者的配偶和直系亲属所需交通费、误工费、住宿费,参照本条例第五十条的有关规定计算,计算费用的人数不超过 2 人。

第五十二条 医疗事故赔偿费用,实行一次性结算,由承担医疗事故责任的医疗机构支付。

第六章 罚 则

第五十三条 卫生行政部门的工作人员在处理医疗事故过程中违反本条例的规定,利用职务上的便利收受他人财物或者其他利益,滥用职权,玩忽职守,或者发现违法行为不予查处,造成严重后果的,依照刑法关于受贿罪、滥用职权罪、玩忽职守罪或者其他有关罪的规定,依法追究刑事责任;尚不够刑事处罚的,依法给予降级或者撤职的行政处分。

第五十四条 卫生行政部门违反本条例的规定,有下列情形之一的,由上级卫生行政部门给予警告并责令限期改正;情节严重的,对负有责任的主管人员和其他直接责任人员依法给予行政处分:

（一）接到医疗机构关于重大医疗过失行为的报告后,未及时组织调查的;

（二）接到医疗事故争议处理申请后,未在规定时间内审查或者移送上一级人民政府卫生行政部门处理的;

（三）未将应当进行医疗事故技术鉴定的重大医疗过失行为或者医疗事故争议移交医学会组织鉴定的;

（四）未按照规定逐级将当地发生的医疗事故以及依法对发生医疗事故的医疗机构和医务人员的行政处理情况上报的;

（五）未依照本条例规定审核医疗事故技术鉴定书的。

第五十五条 医疗机构发生医疗事故的,由卫生行政部门根据医疗事故等级和情节,给予警告;情节严重的,责令限期停业整顿直至由原发证部门吊销执业许可证,对负有责任的医务人员依照刑法关于医疗事故罪的规定,依法追究刑事责任;尚不够刑事处罚的,依法给予行政处分或者纪律处分。

对发生医疗事故的有关医务人员,除依照前款处罚外,卫生行政部门并可以责令暂停 6 个月以上 1 年以下执业活动;情节严重的,吊销其执业证书。

第五十六条 医疗机构违反本条例的规定,有下列情形之一的,由卫生行政部门责令改正;情节严重的,对负有责任的主管人员和其他直接责任人员依法给予行政处分或者纪律处分:

（一）未如实告知患者病情、医疗措施和医疗风险的；

（二）没有正当理由，拒绝为患者提供复印或者复制病历资料服务的；

（三）未按照国务院卫生行政部门规定的要求书写和妥善保管病历资料的；

（四）未在规定时间内补记抢救工作病历内容的；

（五）未按照本条例的规定封存、保管和启封病历资料和实物的；

（六）未设置医疗服务质量监控部门或者配备专（兼）职人员的；

（七）未制定有关医疗事故防范和处理预案的；

（八）未在规定时间内向卫生行政部门报告重大医疗过失行为的；

（九）未按照本条例的规定向卫生行政部门报告医疗事故的；

（十）未按照规定进行尸检和保存、处理尸体的。

第五十七条 参加医疗事故技术鉴定工作的人员违反本条例的规定，接受申请鉴定双方或者一方当事人的财物或者其他利益，出具虚假医疗事故技术鉴定书，造成严重后果的，依照刑法关于受贿罪的规定，依法追究刑事责任；尚不够刑事处罚的，由原发证部门吊销其执业证书或者资格证书。

第五十八条 医疗机构或者其他有关机构违反本条例的规定，有下列情形之一的，由卫生行政部门责令改正，给予警告；对负有责任的主管人员和其他直接责任人员依法给予行政处分或者纪律处分；情节严重的，由原发证部门吊销其执业证书或者资格证书：

（一）承担尸检任务的机构没有正当理由，拒绝进行尸检的；

（二）涂改、伪造、隐匿、销毁病历资料的。

第五十九条 以医疗事故为由，寻衅滋事、抢夺病历资料，扰乱医疗机构正常医疗秩序和医疗事故技术鉴定工作，依照刑法关于扰乱社会秩序罪的规定，依法追究刑事责任；尚不够刑事处罚的，依法给予治安管理处罚。

第七章 附 则

第六十条 本条例所称医疗机构，是指依照《医疗机构管理条例》的规定取得《医疗机构执业许可证》的机构。

县级以上城市从事计划生育技术服务的机构依照《计划生育技术服务管理条例》的规定开展与计划生育有关的临床医疗服务，发生的计划生育技术服务事故，依照本条例的有关规定处理；但是，其中不属于医疗机构的县级以上城市从事计划生育技术服务的机构发生的计划生育技术服务事故，由计划生育行政部门行使依照本条例有关规定由卫生行政部门承担的受理、交由负责医疗事故技术鉴定工作的医学会组织鉴定和赔偿调解的职能；对发生计划生育技术服务事故的该机构及其有关责任人员，依法进行处理。

第六十一条 非法行医，造成患者人身损害，不属于医疗事故，触犯刑律的，依法追究刑事责任；有关赔偿，由受害人直接向人民法院提起诉讼。

第六十二条 军队医疗机构的医疗事故处理办法，由中国人民解放军卫生主管部门会同国务院卫生行政部门依据本条例制定。

第六十三条 本条例自 2002 年 9 月 1 日起施行。1987 年 6 月 29 日国务院发布的《医疗事故处理办法》同时废止。本条例施行前已经处理结案的医疗事故争议，不再重新处理。

参考文献
Cankao Wenxian

[1] 李小寒,尚少梅.基础护理学[M].5版.北京:人民卫生出版社,2012.

[2] 李映兰.现代护士职业安全[M].长沙:湖南科学技术出版社,2004.

[3] 胡必杰,高晓东,索瑶,等.医务人员血源性病原体职业暴露预防与控制最佳实践[M].上海:上海科学技术出版社,2012.

[4] 高凤莉.医护人员锐器伤害与职业安全[J].中国护理管理,2010,10(7):16-18.

[5] 阎国钢.常用社区护理技术[M].北京:人民卫生出版社,2003.

[6] 周更苏,石玉.护理学导论[M].2版.西安:第四军医大学出版社,2011.

[7] 周更苏,夏立平.护理学导论[M].2版.北京:人民军医出版社,2012.

[8] 周更苏,吕淑琴.护理学导论[M].上海:第二军医大学出版社,2012.

[9] 周更苏,杨运霞.护理学导论[M].武汉:华中科技大学出版社,2012.

[10] 陈晓霞,张霄艳.护理学导论[M].2版.武汉:华中科技大学出版社,2013.

[11] 周更苏,张萍萍.护理学基础[M].北京:中国协和医科大学出版社,2011.

[12] 周更苏,刘莉华.护理学基础[M].2版.西安:第四军医大学出版社,2012.

[13] 周更苏,左凤林,孟发芬.基础护理技术[M].2版.武汉:华中科技大学出版社,2013.

[14] 李如竹.护理学基础[M].北京:人民卫生出版社,2005.

[15] 周更苏,于洪宇,史云菊.基础护理技术[M].武汉:华中科技大学出版社,2010.

[16] 程家娥.常用护理技术[M].北京:人民卫生出版社,2005.

[17] 夏峥嵘,黄靖雄.皮肤消毒剂的研究进展[J].中华医院感染学杂志,2011,21(8):1716-1718.

[18] 唐毅,萧晨路,李和姐,等.安尔碘皮肤消毒剂对常见耐药细菌的体外杀菌试验[J].中华医院感染学杂志,2011,21(4):722-723.

[19] 杨红薇,于志臻,任慧.几种常用皮肤消毒剂消毒效果的评价[J].解放军护理杂志,2008(12):12-14.

[20] 李晓松.护理学基础[M].北京:人民卫生出版社,2012.

[21] 邓翠珍.护理学基础[M].郑州:郑州大学出版社,2011.

[22] 姜安丽.新编护理学基础[M].2版.北京:人民卫生出版社,2012.

[23] 张波,桂莉.急危重症护理学[M].北京:人民卫生出版社,2012.

[24] 刘书祥.急重症护理学[M].上海:同济大学出版社,2008.

[25] 周秀华.急危重症护理学[M].北京:人民卫生出版社,2005.